Chinese Language

의료관광 실무 중국어회화

中国语

이하정 · 홍은희 · 장숙분 공저

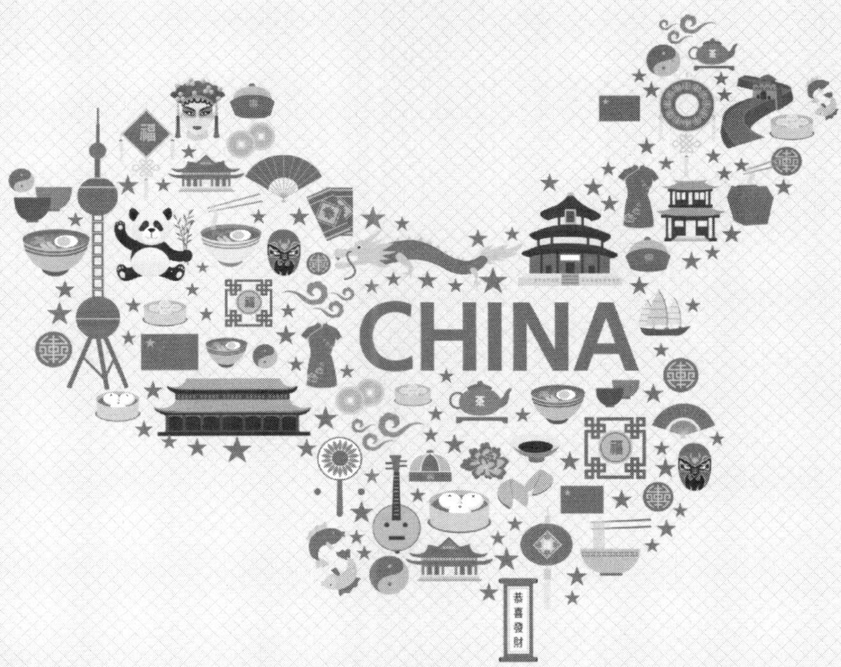

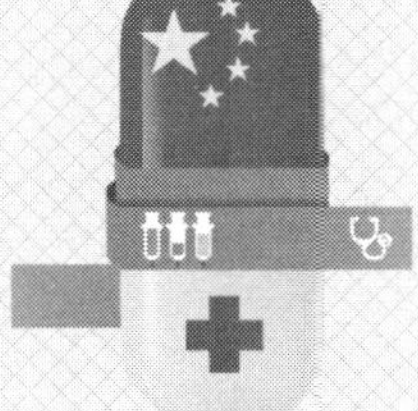

백산출판사

머리말

의료와 관광이 결합된 '의료관광'은 의료, 문화, 사회, 관광 상품 등을 체험하는 행위와 진료상품과 연계된 서비스까지 다양하게 포괄하고 있다. 2009년 본격적인 의료관광이 시작된 이후 아시아 주요 의료관광국가로 부상한 한국을 방문하는 의료관광객이 매년 증가하면서 의료전문 지식과 함께 의사소통은 물론 외국문화를 이해할 수 있는 글로벌 수준의 소양을 갖춘 전문 통역 인력이 새롭게 떠오르고 있다. 의료관광 통역사는 '의료관광객의 모객부터 사후관리에 이르기까지 의료관광객을 위한 의료서비스 및 편의증진 서비스를 제공하는 인력'으로 정의한다. 의료중심의 의료관광으로 의료진의 상담 및 의료시술 전 과정에서 의료관광 전문 통역 인력이 의료관광객의 모든 예약일정 및 병원업무를 지원하게 된다. 의료보험과 연계할 수 있도록 하거나 사전 미팅을 통해 의료관광객의 요구사항을 파악하여 병원과 의료진에게 전달하는 역할도 담당하고 있다. 현재 다양한 전문교육기관에서 의료관광 통역사를 양성하고 있으며 자격제도의 도입으로 더욱 활발히 진행되고 있다.

이 책은 『의료관광 기초중국어』에서 배운 내용의 연계선상으로 의료관련 내용을 기초에서 실무 위주의 내용으로 보다 업그레이드시켰으며 지금까지 보지 못했던 새로운 의료 전문 통역 인력을 양성하는 실무 중국어회화 교재이다. 의료관광객과 병원에서 근무하는 의사, 간호사, 의료관광 통역사 등 의료 관련 업무 종사자 모두에게 필요한 내용과 실무에 필요한 전문적인 의료지식을 두루 갖출 수 있도록 보다 더 깊이 있고 폭넓게 다루었다. 글로벌시대에 새롭게 부상하는 의료관광이 앞으로 더욱 발전하기 위해 필요한 필수 교재인, 이 책을 통해 의료 관련 중국어회화 실력을 높이시기 바란다.

일러두기

1. 구성

1) 새 단어는 중국어, 병음, 품사, 뜻의 순서로 정리하였다.
2) 본문의 회화는 의료관광에 필요한 실무 중심 소재로, 실무에 필요한 표현들 위주로 구성되었다.
3) 어법은 회화 내용에서 사용된 주요 어법을 중심으로, 학습자가 이해하기 쉽도록 예문을 더하여 설명하였다.
4) 확장연습은 본문 회화에서 핵심적인 내용을 중심으로, 보충단어를 넣어 회화능력을 향상시키고 응용할 수 있도록 하였다.
5) 연습 문제는 회화내용의 주요 표현들을 다시 복습할 수 있도록 구성하였고, 실력 향상을 다지는 데 도움이 되도록 하였다.
6) 보충단어는 의료에 관련된 필수 단어로 구성되었고, 의료관광 실무회화의 실력 향상에 도움을 주고자 마련하였다.
7) 마지막으로 참고와 부록에는 의료관련 자료와 전문 인력기관이 있다. 의료관련 업무 종사자, 의료관광 통역사를 준비하는 모든 분에게 도움을 주고자 마련한 코너이다.

2. 표기

책에 나오는 나라이름, 지명, 인명 등은 한자독음으로 표기하였다.

中国 → 중국　　北京 → 북경

3. 중국어 품사

품사	약어	품사	약어	품사	약어
명사	명	형용사	형	어기조사	조
동사	동	조동사	조동	동태조사	조
수사	수	접속사	접	구조조사	조
양사	양	접두사	접두	인칭대사	대
부사	부	접미사	접미	의문대사	대
개사	개	감탄사	감	지시대사	대
고유명사	고유				

차 례

第 1 课

내과 진료
(内科诊疗)

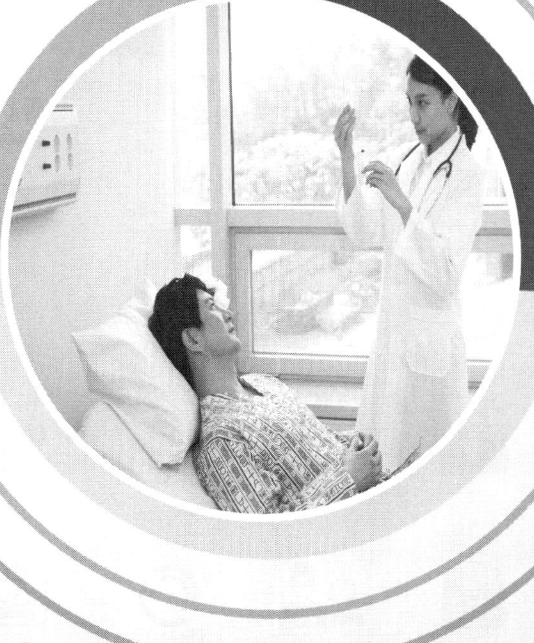

[요점 내용]

1. 我平时胃口不好，而且还有嗳气和反酸的现象。
Wǒ píngshí wèikǒu bù hǎo, érqiě hái yǒu ǎiqì hé fǎnsuān de xiànxiàng.
평상시에는 식욕이 없고, 트림과 속이 느글거리기도 해요.

2. 内窥镜检查有无痛胃镜检查和普通胃镜检查。
Nèikuījìng jiǎnchá yǒu wútòng wèijìng jiǎnchá hé pǔtōng wèijìng jiǎnchá.
내시경검사는 무통과 보통 위내시경검사가 있습니다.

3. 我到了半夜就咳得很厉害。从来没这样咳过。
Wǒ dào le bànyè jiù ké de hěn lìhai. Cónglái méi zhèyàng ké guo.
한밤중에는 기침을 심하게 했습니다. 지금까지 이렇게 기침해 본 적이 없어요.

4. 引起哮喘发作的原因很多，其中过敏是诱因之一。
Yǐnqǐ xiàochuǎn fāzuò de yuányīn hěn duō, qí zhōng guòmǐn shì yòuyīn zhī yī.
천식 발작을 일으키는 원인은 아주 많은데, 알레르기는 그 요인 중에 하나입니다.

生词

胃	wèi	명 위(장)
厉害	lìhai	형 대단하다, 무섭다
刺痛	cìtòng	명 찌르는 듯한 아픔, 자통
消化	xiāohuà	동 소화하다
东西	dōngxi	명 물건, 사물
什么时候	shénme shíhòu	대 언제
还是	háishi	접 또는, 아니면 是(shì)와 호응하여 선택의문문에 쓰인다
白天	bátiān	명 낮, 대낮
平时	píngshí	명 평시, 평상시
胃口	wèikǒu	명 식욕
而且	érqiě	접 게다가, 또한. '不但(búdàn)'이나 '不仅(bùjǐn)' 등과 호응하여 쓰인다
嗳气	ǎiqì	동 트림하다
反酸	fǎnsuān	형 느글거리다
肿	zhǒng	동 부어오르다, 붓다
内窥镜检查	nèikuījìng jiǎnchá	명 내시경
请	qǐng	동 ~로 하여금 ~하게 하다
帮	bāng	동 돕다
预约	yùyuē	동 예약하다

时间	shíjiān	명 시간
胃镜	wèijìng	명 위내시경
普通	pǔtōng	형 보통이다, 평범하다
空腹	kōngfù	명 빈속, 공복
检查室	jiǎncháshì	명 검사실
报到	bàodào	동 도착 보고를 하다, 도착 등록을 하다
胸闷	xiōngmēn	가슴이 답답하다
气短	qìduǎn	형 숨이 가쁘다
呼吸	hūxī	동 호흡하다, 숨을 쉬다
困难	kùnnan	형 곤란하다, 어렵다
半夜	bànyè	명 심야, 한밤중
咳	ké	동 기침하다
肺功能检查	fèi gōngnéng jiǎnchá	폐기능검사
吸入激发试验	xīrù jīfā shìyàn	흡입격발시험
喘	chuǎn	동 숨차다, 헐떡이다
引起	yǐnqǐ	동 야기하다, 불러일으키다
哮喘	xiàochuǎn	명 천식(= 喘息, 气喘)
发作	fāzuò	동 발작하다, 갑자기 일어나다
原因	yuányīn	명 원인
过敏	guòmǐn	동 알레르기 반응을 보이다 형 예민하다
诱因	yòuyīn	명 유인
海鲜	hǎixiān	명 해산물

会话 1

胃痛(위통)

医 生: 哪儿不舒服?
Nǎr bù shūfu?

病 人: 我有胃痛, 痛得厉害。有刺痛, 吃了不消化的东西就更痛。
Wǒ yǒu wèitòng, tòng de lìhai. Yǒu cìtòng, chī le bù xiāohuà de dōngxi jiù gèng tòng.

医 生: 什么时候最痛? 晚上还是白天?
Shénme shíhòu zuì tòng? Wǎnshang háishi báitiān?

病 人: 晚上最痛。我平时胃口不好, 而且还有嗳气和反酸的现象。
Wǎnshang zuì tòng. Wǒ píngshí wèikǒu bù hǎo, érqiě hái yǒu ǎiqì hé fǎnsuān de xiànxiàng.

医 生: 我看您胃肿了, 最好做内窥镜检查吧。
Wǒ kàn nín wèi zhǒng le, zuìhǎo zuò nèikuījìng jiǎnchá ba.

请护士帮您预约个时间, 好吗?
Qǐng hùshi bāng nín yùyuē ge shíjiān, hǎo ma?

病 人: 好的。
Hǎo de.

护 士: 内窥镜检查有无痛胃镜检查和普通胃镜检查。
Nèikuījìng jiǎnchá yǒu wútòng wèijìng jiǎnchá hé pǔtōng wèijìng jiǎnchá.

您要做哪个检查?
Nín yào zuò nǎ ge jiǎnchá?

病 人: 我要做无痛胃镜检查。
Wǒ yào zuò wútòng wèijìng jiǎnchá.

护 士: 明天早上八点三十分请空腹来, 到检查室报到。
Míngtiān zǎoshang bā diǎn sānshí fēn qǐng kōngfù lái, dào jiǎncháshì bàodào.

会话 2

支气管哮喘(기관지천식)

病 人: 昨天晚上我觉得胸闷, 气短和呼吸困难, 到了半夜就咳得
Zuótiān wǎnshang wǒ juéde xiōngmēn, qìduǎn hé hūxī kùnnan, dào le bànyè jiù ké de

很厉害。从来没这样咳过。服用了你开的药才好点儿了。
hěn lìhai. Cónglái méi zhèyàng ké guo. Fúyòng le nǐ kāi de yào cái hǎo diǎnr le.

医 生: 好, 先做一下肺功能检查和吸入激发试验吧。
Hǎo, xiān zuò yíxià fèi gōngnéng jiǎnchá hé xīrù jīfā shìyàn ba.

(检查完后)

医 生: 还好, 你现在感觉好多了吗?
Hái hǎo, nǐ xiànzài gǎnjué hǎo duō le ma?

病 人: 好多了。但我不懂吃了晚饭半夜就开始喘起来了。
Hǎo duō le. Dàn wǒ bù dǒng chī le wǎnfàn bànyè jiù kāishǐ chuǎn qǐlái le.

医 生: 引起哮喘发作的原因很多, 其中过敏是诱因之一。
Yǐnqǐ xiàochuǎn fāzuò de yuányīn hěn duō, qí zhōng guòmǐn shì yòuyīn zhī yī.

是不是吃了些海鲜类的东西?
Shì bú shì chī le xiē hǎixiān lèi de dōngxi?

病 人: 是啊, 昨天我去喝喜酒了。
Shì a, zuótiān wǒ qù hē xǐjiǔ le.

医 生: 要小心, 不要再吃这些食物了。
Yào xiǎoxīn, bú yào zài chī zhèxiē shíwù le.

病 人: 好的, 谢谢您。
Hǎo de, xièxie nín.

어법

1. 정도보어

동사나 형용사 뒤에 위치하여 동작이 도달한 정도 및 상태를 나타내는 보어이다.

'동사+得+정도보어(형용사)' 형식

你说得很好。 당신은 잘 말한다.
Nǐ shuō de hěn hǎo.

胃痛得厉害。 위가 심하게 아프다.
Wèi tòng de lìhai.

女孩子长得可爱极了。 여자아이는 아주 귀엽게 생겼다.
Nǚháizi zhǎng de kě'ài jíle.

'동사+목적어+동사+得+정도보어(형용사)' 형식

你(说)汉语说得很好。 너는 중국어를 아주 잘 한다.
Nǐ (shuō) Hànyǔ shuō de hěn hǎo.

今天(刮)风刮得不大。 오늘 바람이 많이 불지 않는다.
Jīntiān (guā) fēng guā de bú dà.

의문형은 '동사+得+정도보어(형용사)+吗?' 형식과 '동사+得+정도보어(형용사 긍정/부정)' 형식

你汉语说得好吗? 당신은 중국어를 잘 합니까?
Nǐ Hànyǔ shuō de hǎo ma?

你汉语说得好不好? 당신은 중국어를 잘 하나요 못 하나요?
Nǐ Hànyǔ shuō de hǎo bu hǎo?

2. 선택의문문 '还是'

'还是'는 두 가지 중 하나를 선택하는 어기의 문장으로, 선택해야 하는 것 사이에 '还是'를 넣어 만들고, '是'와 호응하여 나타내기도 한다.

晚上还是白天? 저녁인가요 아니면 낮 인가요?
Wǎnshang háishi báitiān?

你先去还是我先去? 당신이 먼저 가요, 아니면 내가 먼저 가요?
Nǐ xiān qù háishi wǒ xiān qù?

你学英语还是学汉语? 너는 영어를 배우니, 아니면 중국어를 배우니?
Nǐ xué Yīngyǔ háishi xué Hànyǔ?

你(是)吃饭还是喝酒? 당신은 밥을 먹을 건가요, 아니면 술을 마실 건가요?
Nǐ (shì) chī fàn háishi hē jiǔ?

你(是)坐飞机去, 还是坐火车去? 당신은 비행기로 가나요, 아니면 기차로 가나요?
Nǐ (shì) zuò fējī qù, háishi zuò huǒchē qù?

3. '就 ~ 了'의 용법

'就~了'는 이미 일어난 일에 쓸 수 있으며, 강조의 의미도 있다.

他就来了。 그는 방금 왔다.
Tā jiù lái le.

就说是了。 옳다고 했잖아요. (강조)
Jiù shuō shì le.

我昨天就到了。 나는 어제 바로 도착했다.
Wǒ zuótiān jiù dào le.

半夜就开始喘起来了。 한밤중에 숨차기 시작했다.
Bànyè jiù kāishǐ chuǎn qǐlái le.

확장연습

1.

我 Wǒ	胃口不好, wèikǒu bù hǎo,	而且还有 érqiě hái yǒu	嗳气 ǎiqì	的现象。 de xiànxiàng.
	头疼 tóuténg		发烧 fāshāo	
	腰酸 yāosuān		背痛 bèitòng	
	拉肚子 lā dùzi		呕吐 ǒutù	

2.

昨天 Zuótiān	吃 chī	了 le	晚饭 wǎnfàn	就 jiù	开始疼 kāishǐ téng	了。 le.
	下 xià		课 kè		回家 huí jiā	
	洗 xǐ		澡 zǎo		睡觉 shuì jiào	
	吃 chī		药 yào		好多 hǎo duō	

3.

引起 Yǐnqǐ	哮喘发作 xiàochuǎn fāzuò	的原因 de yuányīn	很多。 hěn duō
	感冒 gǎnmào		
	胃痛 wèitòng		
	血压 高 xuèyā gāo		

보충단어

腰	yāo	명 허리	酸	suān	형 시다, 시큼하다
背	bèi	명 등	拉肚子	lā dùzi	동 설사하다
呕吐	ǒutù	동 구토하다	下课	xià kè	동 수업이 끝나다
洗澡	xǐzǎo	동 샤워하다	睡觉	shuì jiào	동 잠을 자다
感冒	gǎnmào	동 감기에 걸리다	血压	xuèyā	명 혈압

연습 문제

1. '得', '还是', '还有', '了'를 선택해서 알맞은 위치에 놓으세요.

1) 什么时候最痛? 晚上 __________ 白天?
2) 我胃痛 __________ 很厉害。
3) 我到了家就睡觉 __________。
4) 我平时胃口不好, 而且 __________ 嗳气和反酸的现象。

2. 다음 질문에 답하세요.

1) 你做过无痛胃镜检查吗? __________________。
2) 胃痛时你是先吃药还是去看医生? __________________。
3) 什么会引起哮喘? __________________。
4) 做胃镜检查要不要空腹? __________________。

3. 제시된 단어 중에서 빈칸에 들어갈 알맞은 단어를 고르세요.

胸闷	肺功能检查	刺痛	海鲜	不消化

1) 先做一下 __________ 和吸入激发试验吧。
2) 我胃有 __________, 吃了 __________ 的东西就更痛。
3) 是不是吃了些 __________ 类的东西?
4) 昨天晚上我觉得 __________, 气短和呼吸困难。

4. 한국어를 중국어로 번역하세요.

1) 천식 발작을 일으키는 원인은 아주 많은데요.
2) 소화 안 되는 음식을 먹었더니 더 아픕니다.
3) 저녁밥을 먹고 나서 한밤중에 숨차기 시작했는데 이해가 안 가요.
4) 내일 오전 8시 반에 공복으로 오시고, 검사실로 오셔서 등록하세요.

补充

厌食 yànshí	식욕이 없다	腹泻 fùxiè	설사
便秘 biànmì	변비	打嗝 dǎgé	트림하다(=嗳气)
黑便 hēibiàn	흑변	血尿 xuèniào	혈뇨
呕血 ǒuxuè	토혈하다	黄胆 huángdǎn	황담
腹水 fùshuǐ	복수	尿频 niàopín	빈뇨증
月经 yuèjīng	월경	发炎 fāyán	염증
贫血 pínxuè	빈혈	风疹 fēngzhěn	두드러기
过敏 guòmǐn	알레르기	脱水 tuōshuǐ	탈수
胃炎 wèiyán	위염	支气管炎 zhīqìguǎnyán	기관지염
食物中毒 shíwù zhòngdú	식중독	消化不良 xiāohuà bùliáng	소화불량
排尿困难 páiniào kùnnan	배뇨곤란		

참고

의료통역의 유형

(Kim Nadejda, 2014)

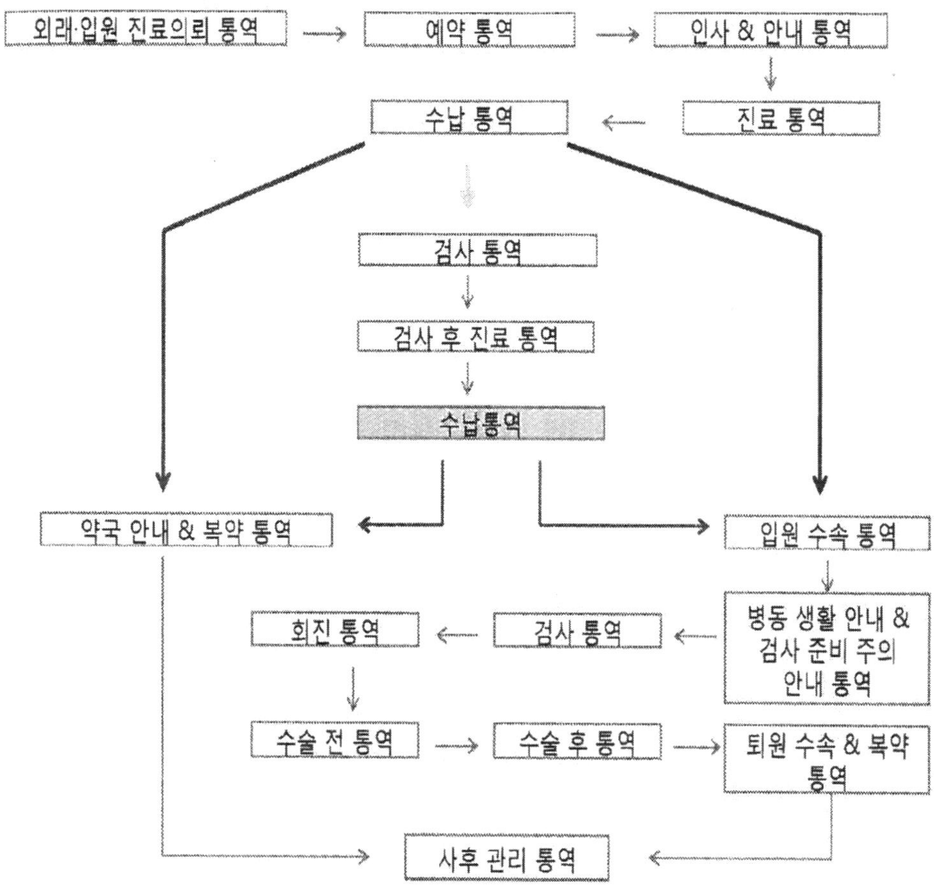

第2课

심장내과
(心脏内科)

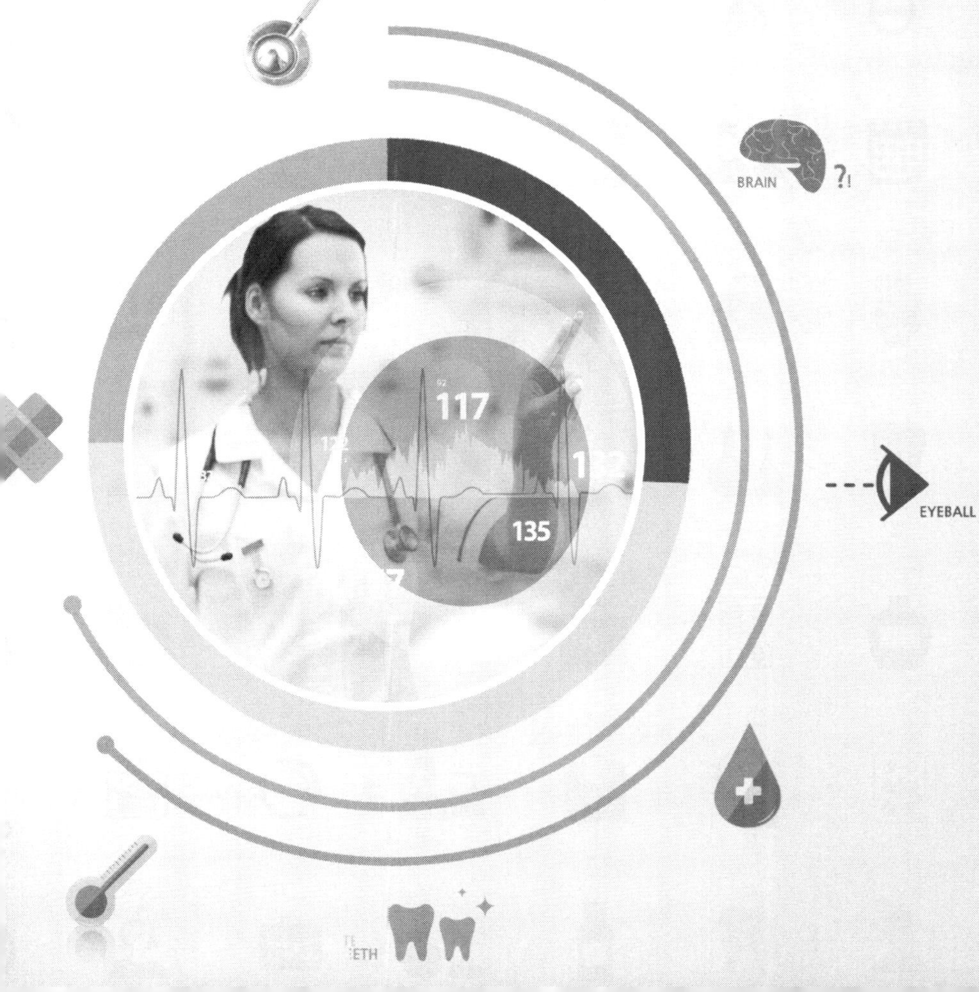

[요점 내용]

1. 持续痛了多长时间?

Chíxù tòng le duōcháng shíjiān?

계속해서 얼마 동안 아팠나요?

2. 可能是心绞痛或心肌梗塞。

Kěnéng shì xīnjiǎotòng huò xīnjī gěngsè.

아마 협심증 혹은 심장 동맥 경화증입니다.

3. 您看这是他的冠状动脉，这两条血管变窄了。

Nín kàn zhè shì tā de guānzhuàng dòngmài, zhè liǎng tiáo xuèguǎn biàn zhǎi le.

이것이 환자의 관상동맥인데, 두 혈관이 좁아진 거 보세요.

4. 压力、过食和过度激动也是引起心绞痛的三大主要原因。

Yālì、guòshí hé guòdù jīdòng yě shì yǐnqǐ xīnjiǎotòng de sān dà zhǔyào yuányīn.

스트레스, 과식, 지나친 흥분도 협심증을 일으키는 주요 원인이 됩니다.

生词

胸部	xiōngbù	명 가슴, 흉부
持续	chíxù	동 지속하다(= 继续, 连续, 延续)
左右	zuǒyòu	명 좌와 우, 왼쪽과 오른쪽
记得	jìde	동 기억하고 있다
第一次	dìyī cì	명 최초, 처음으로
发作	fāzuò	동 발작하다, 갑자기 일어나다
血压	xuèyā	명 혈압
心跳数	xīntiào shù	심장박동 수
熬夜	áoyè	동 밤새다
心绞痛	xīnjiǎotòng	명 협심증(=狭心症)
心肌梗塞	xīnjī gěngsè	심장 동맥 경화증 때문에 혈액순환이 제대로 되지 않아 심장근육에 괴사가 일어나는 병
根据	gēnjù	개 ~의 의거하여
结果	jiéguǒ	명 결과, 결론, 성과
冠状动脉	guānzhuàng dòngmài	명 관상동맥, 심장동맥
造影	zàoyǐng	동 방사선(X-ray)사진으로 나타내다, 조영술
空腹	kōngfù	명 공복, 빈속
家属	jiāshǔ	명 가족, 식구
陪同	péitóng	동 수행하다, 동반하다
窄	zhǎi	형 좁다

由于	yóuyú	개 ~때문에, ~(으)로 인하여(동작 행위의 원인)
获得	huòdé	동 얻다, 획득하다
足够	zúgòu	형 충분하다
血液	xuèyè	명 혈액, 피
供应	gōngyìng	동 제공하다, 공급하다
紧缩感	jǐnsuōgǎn	긴축감, 축소감
压榨感	yāzhàgǎn	압착감
脂肪	zhīfáng	명 지방
沉淀	chéndiàn	동 침전하다, 가라앉다
发病	fābìng	동 발병하다, 병이 나다
开刀	kāidāo	동 수술하다
糖尿病	tángniàobìng	명 당뇨병
高血压	gāoxuèyā	명 고혈압
其中	qízhōng	대 그중에, 그 안에
压力	yālì	명 스트레스, 압력
过食	guòshí	동 과식하다
过度	guòdù	형 과도하다, 지나치다
激动	jīdòng	동 감격하다, 흥분하다
原因	yuányīn	명 원인

会话 1

胸痛(흉통)

病 人: 医生，我最近常感觉到胸部会疼痛。
Yīshēng, wǒ zuìjìn cháng gǎnjué dào xiōngbù huì téngtòng.

医 生: 持续痛了多长时间?
Chíxù tòng le cuōcháng shíjiān?

病 人: 痛了3~5分钟左右吧。
Tòng le sān wǔ fēnzhōng zuǒyòu ba.

医 生: 您记得第一次发作是什么时候? 发作过几次?
Nín jìde dìyī cì fāzuò shì shénme shíhou? Fāzuò guo jǐ cì?

病 人: 一个月前吧。两三次。
Yí ge yuè qián ba. Liǎng sān cì.

医 生: 先量一下血压和心跳数。血压120/70，心跳数70次都正常。
Xiān liáng yíxià xuèyā hé xīntiào shù. Xuèyā 120/70, xīntiàoshù 70cì dōu zhèngcháng.

这种现象常发生在晚上吗?
Zhè zhǒng xiànxiàng cháng fāshēng zài wǎnshang ma?

病 人: 是啊。好像睡觉的时候常发作。公司最近太忙了，
Shì a. Hǎoxiàng shuì jiào de shíhou cháng fāzuò. Gōngsī zuìjìn tài máng le,

天天熬夜。
tiāntiān áoyè.

医 生: 可能是心绞痛或心肌梗塞。 (检查后)
Kěnéng shì xīnjiǎotòng huò xīnjī gěngsè.

根据检查的结果，都没有问题，所以再做冠状动脉造影术
Gēnjù jiǎnchá de jiéguǒ, dōu méiyǒu wèntí, suǒyǐ zài zuò guānzhuàng dòngmài

检查吧。
zàoyǐngshù jiǎnchá ba.

会话 2

心绞痛(협심증)

护 士: 来检查的时候一定要空腹来。您来做冠状动脉造影术时
Lái jiǎnchá de shíhou yídìng yào kōngfù lái. Nín lái zuò guānzhuàng dòngmài

一定要有家属陪同。
zàoyǐngshù shí yídìng yào yǒu jiāshǔ péitóng.

(检查后)

医 生: 您是病人的家属吗? 您看这是他的冠状动脉, 这两条血管变窄
Nín shì bìngrén de jiāshǔ ma? Nín kàn zhè shì tā de guānzhuàng dòngmài, zhè liǎngtiáo xuèguǎn biàn zhǎi

了, 是心绞痛。心绞痛就是由于心肌不能获得足够的血液
le, shì xīnjiǎotòng. Xīnjiǎotòng jiù shì yóuyú xīnjī bù néng huòdé zúgòu de xuèyè

供应而产生的一种胸部紧缩感或压榨感。
gōngyìng ér chǎnshēng de yì zhǒng xiōngbù jǐnsuōgǎn huò yāzhàgǎn.

家 属: 医生您看该怎么办? 要住院开刀吗?
Yīshēng nín kàn gāi zěnme bàn? Yào zhùyuàn kāidāo ma?

医 生: 他血管的脂肪沉淀的还不够, 先吃药就行了。
Tā xuèguǎn de zhīfáng chéndiàn de hái bú gòu, xiān chī yào jiù xíng le.

家 属: 他血压正常, 也没有糖尿病, 为什么会得这种病?
Tā xuèyā zhèngcháng, yě méiyǒu tángniàobìng, wèishénme huì dé zhè zhǒng bìng?

医 生: 发病的原因有很多种, 如抽烟, 高血压, 糖尿病等,
Fābìng de yuányīn yǒu hěn duō zhǒng, rú chōu yān, gāoxuèyā, tángniàobìng děng,

其中压力、过食和过度激动也是引起心绞痛的三大主要原因。
qízhōng yālì、guòshí hé guòdù jīdòng yě shì yǐnqǐ xīnjiǎotòng de sān dà zhǔyào yuányīn.

어법

1. 시량보어

'주어+동사(了)+시량보어' 형식으로 동사 뒤에 놓여 어떤 동작이나 행위가 얼마 동안 이나 지속되는가를 나타낸다.

持续痛了多长时间? 계속해서 얼마 동안 아팠습니까?
Chíxù tòng le duōcháng shíjiān?

我痛了一个星期。 나는 일주일 동안 아팠습니다.
Wǒ tòng le yí ge xīngqī.

'주어+(동사)+목적어+동사(了)+시량'과 '주어+동사(了)+시량보어(的)+목적어' 형식으로 목적어가 일반 목적어일 때

他 (学) 汉语学了三年。 그는 중국어를 3년 동안 배웠다.
Tā (xué) Hànyǔ xué le sān nián.

他学了三年 (的)汉语(了)。 그는 중국어를 3년 동안 배웠다.
Tā xué le sān nián (de) Hànyǔ (le).

我睡觉睡了八个小时。 나는 8시간 동안 잠을 잤다.
Wǒ shuì jiào shuì le bā ge xiǎoshí.

我睡了八个小时(的)觉。 나는 8시간 동안 잠을 잤다.
Wǒ shuì le bā ge xiǎoshí (de)jiào.

'주어+동사(了)+목적어+시량' 형식으로 목적어가 사람일 때

我等了你六个月。 나는 너를 6개월 기다렸다.
Wǒ děng le nǐ liù ge yuè.

我找了小金一天了。 나는 小金을 하루 동안 찾았다.
Wǒ zhǎo le Xiǎo Jīn yìtiān le.

'주어+동사+목적어+시량+了' 형식으로 목적어가 지명일 때

他去中国半年了。 그는 중국 간 지 반년 됐다.
Tā qù Zhōngguó bàn nián le.

2. 조동사 '会'

어떤 학습을 통해 '~할 수 있다'는 능력, 미래・추측의 '~할 것이다'라는 가능성을 가진 뜻으로 나타낸다.

我会开车。 나는 운전할 수 있다.
Wǒ huì kāichē.

他会参加比赛。 그는 경기에 참가할 겁니다.
Tā huì cānjiā bǐsài.

今天他一定会来的。 오늘 그는 꼭 올 겁니다.
Jīntiān tā yídìng huì lái de.

为什么会得这种病? 왜 이런 병에 걸릴까요?
Wèishénme huì dé zhè zhǒng bìng?

3. 개사 '由于'

'由于+원인'의 형식으로 '~때문에, ~(으)로 인하여'의 뜻으로 나타낸다.

由于健康, 他提前退休了。 건강 때문에, 그는 앞당겨 퇴직했다.
Yóuyú jiànkāng, tā tíqián tuìxiū le.

由于不断地努力, 他终于成功了。 끊임없는 노력 때문에, 그는 마침내 성공했다.
Yóuyú búduànde nǔlì, tā zhōngyú chénggōng le.

由于心肌不能获得足够的血液供应 …。
심근에 충분한 혈액을 공급받지 못하기 때문에 ~.
Yóuyú xīnjī bù néng huòdé zúgòu de xuèyè gōngyìng … .

확장연습

1.

持续 Chíxù	痛 tòng 睡 shuì 工作 gōngzuò 站 zhàn	了 le	多长时间? duōcháng shíjiān?

2.

您 Nín	记得 jìde	第一次 dìyī cì 开刀 kāidāo 住院 zhù yuàn 见面 jiàn miàn	发作 fāzuò	是 shì	什么时候? shénme shíhou?

3.

压力 Yālì 抽烟 Chōu yān 超车 Chāo chē 细菌 Xìjūn	是 shì	引起 yǐnqǐ	心绞痛 xīnjiǎotòng 肺癌 fèi'ái 事故 shìgù 中毒 zhòngdú	的 de	主要原因。 zhǔyào yuányīn.

보충단어

睡	shuì	동 (잠을) 자다	工作	gōngzuò	동 일하다
站	zhàn	동 서다, 멈추다	见面	jiàn miàn	동 만나다, 대면하다
肺癌	fèi'ái	명 폐암	超车	chāo chē	동 추월하다
事故	shìgù	명 사고	细菌	xìjūn	명 세균
中毒	zhòngdú	동 중독되다, 해를 입다			

연습 문제

1. '会' '能' '要'를 선택해서 알맞은 위치에 놓으세요.

1) 天天熬夜 __________ 生大病的。

2) 这儿 __________ 抽烟吗?

3) 血压高的人 __________ 吃太咸。

4) 来检查的时候一定 __________ 空腹来。

2. 다음 질문에 답하세요.

1) 你的血压是多少? __________________。

2) 心绞痛有什么症状? __________________。

3) 胸部疼痛持续了多长时间? __________________。

4) 引起狭心症的原因是什么? __________________。

3. 제시된 단어 중에서 빈칸에 들어갈 알맞은 단어를 고르세요.

陪同	发作	其中	变窄

1) 您记得第一次 __________ 是什么时候?

2) 您来做检查时一定要有家属 __________。

3) 你看这两条血管 __________ 了。

4) __________ 压力，过食和过度激动是引起心绞痛的三大主要原因。

4. 한국어를 중국어로 번역하세요.

1) 최근 흉부가 자주 아프다는 느낌이 듭니다.

2) 언제 처음 일어났는지 기억하나요? 몇 번 있었나요?

3) 발병 원인으로 흡연·고혈압·당뇨병 등 여러 종류가 있습니다.

4) 스트레스, 과식, 지나친 흥분도 협심증을 일으키는 주요 원인이 됩니다.

补充

动脉 dòngmài	동맥	静脉 jìngmài	정맥
急剧 jíjù	급속히, 급속하게	缺血 quēxiě	혈액 공급 부족
缺氧 quēyǎng	산소 결핍	心悸 xīnjì	가슴이 두근거리다
气促 qìcù	호흡이 거칠다	乏力 fálì	기력이 없다
倦怠 juàndài	나른하다	眩晕 xuànyùn	현기증이 나다
心慌 xīnhuāng	가슴이 두근거리다	心律不整 xīnlǜbùzhěng	부정맥
毛细血管 máoxìxuèguǎn	모세혈관	供血不足 gōngxiě bùzú	혈액 공급이 부족하다
心脏疾病 xīnzàng jíbìng	심장질환	病毒感染 bìngdú gǎnrǎn	바이러스 감염
肠道疾病 chángdào jíbìng	장 질환	药物过敏 yàowù guòmǐn	약물 알레르기
腹部绞痛 fùbù jiǎotòng	위경련		

참고

의료통역사 인력 유형

구분(형태)	유형(인력)	역할
소속	의료기관	· 일정 근무시간 동안 병원을 방문하는 외국인 환자들을 상대로 통역업무만을 수행하는 인력 · 일정 근무시간 동안 의료통역업무뿐만 아니라 간호업무/진료상담/기타 병원행정업무를 병행하는 인력 · 병원의 요청에 따라 상시적으로 의료통역업무만을 수행하는 인력
	유치기관	· 의료관련 에이전시에 소속되어 의료통역업무만을 수행하는 인력 · 의료관련 에이전시에 소속되어 온라인 상담, 병원 교섭 및 알선, 환자유치 채널 확보 등 타 업무와 의료통역업무를 병행하는 인력 · 통역 알선 전문 에이전시에 소속되어 통역이 필요한 곳에 프리랜서로 활동하는 인력
	기타	· 개인 프리랜서로 통역업무만을 전담으로 수행하는 인력
고용	전일제	· 의료기관이나 유치기관에 소속되어 통역업무만을 수행하거나 타 업무를 함께 병행하는 인력
	시간제	· 의료기관이나 유치기관 요청 및 의료통역 요구에 따라 상시적으로 업무를 수행하는 인력
업무	전담	· 병원을 방문하거나 의료통역을 필요로 하는 환자와 의료진 간의 의사소통전달 업무만을 수행하는 인력
	병행	· 의료통역업무와 더불어 간호업무, 진료상담, 환자유치 및 마케팅, 기타 행정업무 등의 업무를 병행하는 인력
	기타	· 의료통역업무에 대한 경험, 실습 등 의료통역분야의 경력을 쌓기 위해 자원봉사의 형태로 업무를 수행하는 인력

서울대학교 SEOUL NATIONAL UNIVERSITY

第3课

내분비과
(内分泌科)

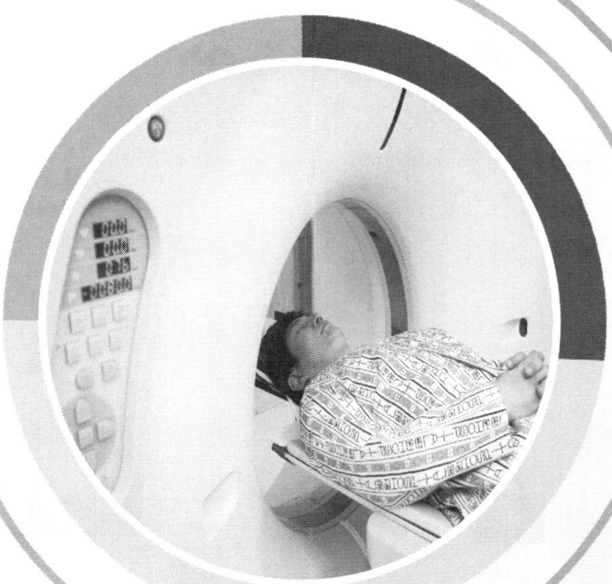

[요점 내용]

1. 总是觉得很疲倦，人也变得很急躁。
Zǒngshì juéde hěn píjuàn, rén yě biàn de hěn jízào.
늘 피곤하고, 사람도 조급해지는 느낌입니다.

2. 体重减了多少公斤?
Tǐzhòng jiǎn le duōshao gōngjīn?
체중이 얼마나 줄었나요?

3. 只是你的LDL胆固醇高了点。
Zhǐshì nǐ de LDLdǎngùchún gāo le diǎn,
다만 LDL콜레스테롤이 조금 높고.

4. 您只要多运动，少吃肉，就不会有什么大问题了。
Nín zhǐyào duō yùndòng, shǎo chī ròu, jiù bú huì yǒu shénme dà wèntí le.
많이 운동하시고, 고기를 적게 드시면, 어떤 큰 문제는 없을 겁니다.

生词

舒服	shūfu	형 편안하다, 안락하다
最近	zuìjìn	명 최근, 요즈음
体重	tǐzhòng	명 체중, 몸무게
一直	yìzhí	부 계속, 줄곧
下降	xiàjiàng	동 하강하다, 내리다
总是	zǒngshì	부 늘, 언제나
觉得	juéde	동 ~라고 생각하다, ~라고 느끼다
疲倦	píjuàn	형 피곤하다, 지치다
变	biàn	동 변화하다, 바뀌다
得	de	조 동사나 형용사 뒤에 쓰여 결과나 정도를 나타낸다
急躁	jízào	형 조급하다, 초조해하다
容易	róngyì	형 쉽다, 용이하다
激动	jīdòng	동 (감정이) 격하게 움직이다, 흥분하다
失眠	shīmián	동 잠을 이루지 못하다
怕热	pà rè	형 더위를 타다 동 더위 먹는 것을 두려워하다(걱정하다)
汗	hàn	명 땀 동 땀이 나다, 땀을 내다
颤抖	chàndǒu	동 부들부들 떨다, 벌벌 떨다
减	jiǎn	동 빼다, 감하다

眼睛	yǎnjing	명 눈
突出	tūchū	형 튀어나오다, 돌출하다
明显	míngxiǎn	형 뚜렷하다, 분명하다
新陈代谢	xīnchéndàixiè	성 신진대사
甲状腺机能亢进	jiǎzhuàngxiàn jīnéng kàngjìn	갑상선 항진(증)
大体(上)	dàtǐ(shàng)	부 대체로, 대략
只是	zhǐshì	접 그러나
胆固醇	dǎngùchún	명 콜레스테롤(cholesterol)
脂肪	zhīfáng	명 지방
量	liàng	명 양, 분량
高脂肪量	gāozhīfáng liàng	고지방량
心血管	xīnxuèguǎn	명 심혈관
疾病	jíbìng	명 질병, 병
诱因	yòuyīn	명 유인
意味着	yìwèizhe	동 의미하다, 뜻하다
只要	zhǐyào	접 ~하기만 하면
运动	yùndòng	동 운동하다
肉	ròu	명 고기, 살, 근육
照	zhào	개 ~에 근거해서, ~에 따라서

会话 1

甲状腺机能亢进(갑상선 항진)

医 生: 你有什么不舒服?
Nǐ yǒu shénme bù shūfu?

病 人: 最近体重一直下降, 总是觉得很疲倦, 人也变得很急躁,
Zuìjìn tǐzhòng yìzhí xiàjiàng, zǒngshì juéde hěn píjuàn, rén yě biàn de hěn jízào,

容易激动, 常失眠, 怕热, 多汗, 手有点颤抖。
róngyì jīdòng, cháng shīmián, pà rè, duō hàn, shǒu yǒu diǎn chàndǒu.

医 生: 这样有多长时间了?
Zhè yàng yǒu duōcháng shíjiān le?

病 人: 大概有半年了。
Dàgài yǒu bàn nián le.

医 生: 体重减了多少公斤?
Tǐzhòng jiǎn le duōshao gōngjīn?

病 人: 十多公斤。
Shí duō gōngjīn.

医 生: 你眼睛有点突出, 你知道吗?
Nǐ yǎnjing yǒu diǎn tūchū, nǐ zhīdào ma?

病 人: 是, 这几个月才觉得特别明显。
Shì, zhè jǐ ge yuè cái juéde tèbié míngxiǎn.

医 生: 这跟新陈代谢有关, 先给你做个甲状腺机能亢进检查吧。
Zhè gēn xīnchéndàixiè yǒu guān, xiān gěi nǐ zuò ge jiǎzhuàngxiàn jīnéng kàngjìn jiǎnchá ba.

会话 2

高血脂症(고지혈증)

医 生: 我看了你的检查报告，大体上没什么大问题。只是你的LDL胆固醇高了点，也就是说你的血中脂肪量高。高脂肪量是引起心血管疾病的诱因。
Wǒ kàn le nǐ de jiǎnchá bàogào, dàtǐ shàng méi shénme dà wèntí. Zhǐshì nǐ de LDL dǎngùchún gāo le diǎn, yě jiù shì shuō nǐ de xuè zhōng zhīfáng liàng gāo. Gāo zhīfáng liàng shì yǐnqǐ xīnxuèguǎn jíbìng de yòuyīn.

病 人: 是吗？我需要吃药吗？
Shì ma? Wǒ xūyào chī yào ma?

医 生: 你常抽烟吗？
Nǐ cháng chōu yān ma?

病 人: 我不抽烟。
Wǒ bù chōu yān.

医 生: 不用吃药。你看一下，LDL是不好的胆固醇，高一点，但你的好胆固醇 HDL指数高也意味着好。所以你只要多运动，少吃肉，就不会有什么大问题了。
Bú yòng chī yào. Nǐ kàn yíxià, LDL shì bù hǎo de dǎngùchún, gāo yìdiǎn, dàn nǐ de hǎo dǎngùchún HDL zhǐshù gāo yě yìwèi zhe hǎo. Suǒyǐ nǐ zhǐyào duō yùndòng, shǎo chī ròu, jiù bú huì yǒu shénme dà wèntí le.

病 人: 谢谢，我一定照您的话做。
Xièxie. Wǒ yídìng zhào nín de huà zuò.

어법

1. 어림수 '多'와 '来'의 어순

잉여의 수 '多'와 '来'는 '여 · 남짓 · 가량 · 정도'로 나타낸다.

'수사+양사+多／来': '1~9'까지의 정수

八斤多橘子	三年多时间	两个多(来)小时
bā jīn duō júzi	sān nián duō shíjiān	liǎng ge duō(lái) xiǎoshí
8근 정도 귤	3년 남짓 시간	2시간여(정도) 시간

'수사+多／来+양사+(명사)': 끝자리 수가 '0'으로 끝나는 경우

十多个月	十多公斤	三十多(来)斤橘子
shí duō ge yuè	shí duō gōngjīn	sān shí duō(lái)jīn júzi
10여 개월	10여 킬로그램	30여 근 귤

2. '只是'의 용법

'只是'는 부사로 '단지, 다만'의 의미로 쓰이고, 접속사는 '그런데, 그러나'의 의미로 쓰인다.

我只是看了电视。 나는 다만 TV를 봤을 뿐이다.
Wǒ zhǐshì kàn le diànshì.

这条裙子不错，只是贵了点儿。 이 바지는 괜찮은데, 단지 좀 비싸다.
Zhè tiáo qúnzi bú cuò, zhǐshì guì le diǎnr.

只是你的LDL胆固醇高了点，…。 그러나 LDL 콜레스테롤이 조금 높고, ~ .
Zhǐshì nǐ de LDL dǎngùchún gāo le diǎn, ….

3. '只要 … 就'의 용법

'只要 … 就'는 접속사로 '단지 ~하기만 하면 ~한다'는 뜻으로 충분조건을 나타내며 '只要' 뒤에 '便'과도 호응한다.

只要我喜欢，我就买。 내가 좋아하기만 하면 바로 산다.
Zhǐyào wǒ xǐhuan, wǒ jiù mǎi.

只要你打个电话，就能知道了。 네가 전화하기만 하면 곧 알 수 있다.
Zhǐyào nǐ dǎ ge diànhuà, jiù néng zhīdào le.

只要坚持锻炼，身体便会健康。 꾸준히 단련하기만 하면, 몸은 건강할 겁니다.
Zhǐyào jiānchí duànliàn, shēntǐ biàn huì jiànkāng.

您只要多运动，少吃肉，就不会有什么大问题了。
당신은 많이 운동하시고, 고기를 적게 드시면, 큰 문제는 없을 겁니다.
Nín zhǐyào duō yùndòng, shǎo chī ròu, jiù bú huì yǒu shénme dà wèntí le.

확장연습

1. 不舒服 Bù shūfu 有 yǒu [多长时间 duōcháng shíjiān / 两天 liǎng tiān / 三个月 sān ge yuè / 一年 yì nián] 了? le?

2. [身体 Shēntǐ / 生活 Shēnghuó / 学习 Xuéxí / 经济 Jīngjì] 大体上 dàtǐshàng 没什么 méi shénme [问题。wèntí. / 困难 kùnnan / 压力 yālì / 好转 hǎozhuǎn]

3. 只要 Zhǐyào [多运动, duō yùndòng, / 多学习 duō xuéxí / 多做 duō zuò / 多休息 duō xiūxi] 就 jiù [不会太胖。bú huì tài pàng. / 会考上 huì kǎoshàng / 会熟练 huì shúliàn / 会好起来 huì hǎo qǐlái]

보충단어

生活	shēnghuó	명 생활	困难	kùnnan	형 곤란하다, 어렵다
压力	yālì	명 압력	经济	jīngjì	명 경제
好转	hǎozhuǎn	동 호전되다	考上	kǎoshàng	동 시험에 합격하다
熟练	shúliàn	형 능수, 능란하다	休息	xiūxi	동 휴식하다
好起来	hǎo qǐlái	동 좋아지다			

연습 문제

1. '多'가 들어갈 알맞은 위치를 고르세요.

1) 体重减了□ 十 □ 公斤 □。
2) 学了□ 三年 □ 的汉语 □。
3) 来中国来□ 了十 □ 年了 □。
4) 工作了□ 五个 □ 月了 □。

2. 다음 질문에 답하세요.

1) 你体重减了多少公斤? ____________________。
2) 你的LDL胆固醇的指数高吗? ____________________。
3) 有甲状腺机能亢进的人有什么症状? ____________________。
4) 只要多运动就不会生病吗? ____________________。

3. 제시된 단어 중에서 빈칸에 들어갈 알맞은 단어를 고르세요.

只要	一直	引起	疲倦	突出

1) 最近体重 ___________下降，总是觉得很 ___________。
2) 高脂肪量是___________心血管疾病的诱因。
3) 你眼睛有点___________，你知道吗?
4) 您___________多运动，少吃肉，就不会有什么大问题了。

4. 한국어를 중국어로 번역하세요.

1) 눈이 좀 돌출되었는데, 알고 계신가요?
2) 고지방량은 심혈관 질병의 유인을 일으킵니다.
3) 그래서 많이 운동하시고, 고기를 적게 드시면, 어떤 큰 문제는 없을 겁니다.
4) 이것은 신진대사와 관련이 있어서 갑상선 항진(증) 검사를 먼저 해야 합니다.

补充

瘫痪 tānhuàn	반신불수가 되다, 중풍이 들다	中风 zhòngfēng	중풍에 걸리다
昏迷 hūnmí	혼미하다, 의식불명이다	腹泻 fùxiè	설사(= 拉稀, 泻肚, 闹肚子)
肠鸣 chángmíng	장에서 소리가 나다	耳鸣 ěrmíng	이명, 귀울림
痛经 tòngjīng	생리통	输血 shūxuè	수혈하다
尿失禁 niàoshījìn	요실금	心律不整 xīnlǜbùzhěng	부정맥
吞咽困难 tūnyàn kùnnan	삼키기 어렵다	呼吸急促 hūxījícù	숨결이 거칠다
睡眠障碍 shuìmián zhàng'ài	수면장애	手脚僵硬 shǒujiǎo jiāngyìng	손발이 뻣뻣하다
肚子胀气 dùzi zhàngqì	복부가 늘어나다, 부풀다	膀胱膨胀 pángguāng péngzhàng	방광이 팽창하다

참고

의료통역 인력 채용 시 고려하는 자격요건

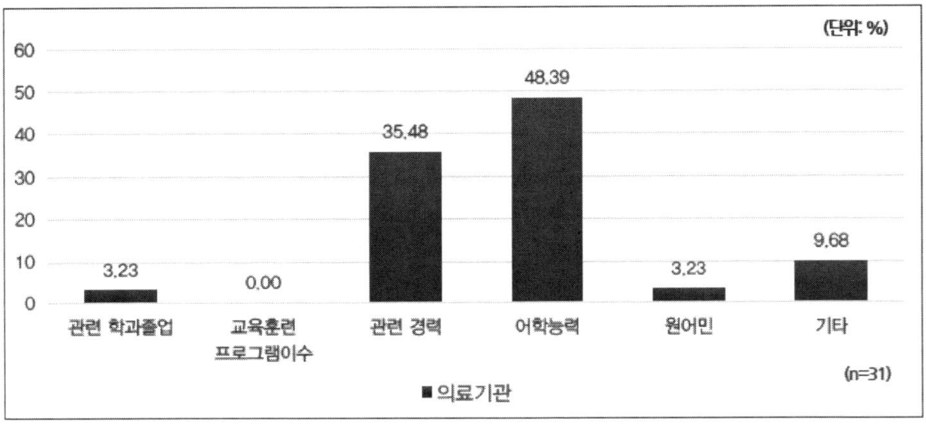

의료통역사의 고용과 관련하여 의료기관을 상대로 의료통역 인력 채용 시 고려하는 자격요건에 대한 설문조사 결과 의료기관에서는 어학능력(공인인증 시험 점수 포함)이 48.39%로 가장 많이 고려하는 요건으로 나타났으며, 의료통역 관련 경력이 35.48%로 나타났다.

서울대학교

第4课

성형외과 1

(整形外科 1)

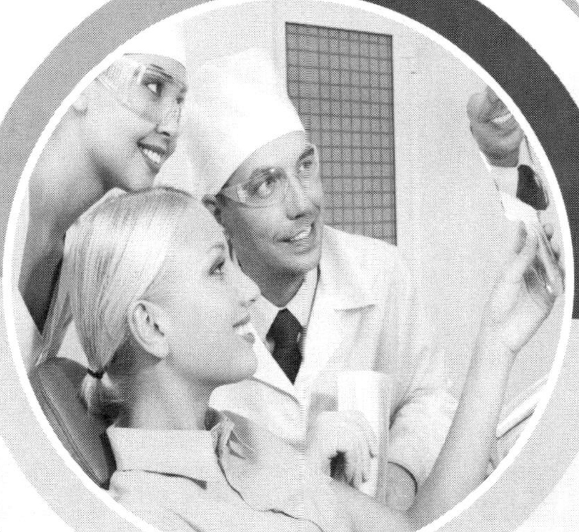

[요점 내용]

1. 我常为我这塌鼻子烦恼，您看怎么办好?
Wǒ cháng wèi wǒ zhè tā bízi fánnǎo, nín kàn zěnme bàn hǎo?
이 납작한 코 때문에 고민인데, 어떻게 해야 좋은지요?

2. 您的鼻梁低可以用膨体来垫高。
Nín de bíliáng dī kěyǐ yòng péngtǐ lái diàngāo.
콧등이 낮아서 고어텍스로 높일 수 있습니다.

3. 膨体是新兴的材料，它的价钱比硅胶贵一些。
Péngtǐ shì xīnxīng de cáiliào, tā de jiàqián bǐ guījiāo guì yìxiē.
고어텍스는 신제품이고 가격이 실리콘보다 좀 비쌉니다.

4. 不要做一些太激烈的运动，以免假体受到影响。
Bú yào zuò yìxiē tài jīliè de yùndòng, yǐmiǎn jiǎtǐ shòudào yǐngxiǎng.
보형물에 영향을 주지 않게, 심한 운동은 하지 마세요.

生词

隆鼻	lóngbí	동 (성형수술)로 코를 높이다
透过	tòuguo	동 (액체·빛이) 통과하다, 스며들다
介绍	jièshào	동 추천하다, 소개하다
整容手术	zhěngróng shǒushù	성형수술
过奖	guòjiǎng	동 과분한 칭찬입니다
为	wèi	개 ~때문에
塌	tā	동 납작해지다, 가라앉다
烦恼	fánnǎo	형 고민스럽다, 걱정하다
鼻梁低	bíliáng dī	콧등이 낮다
膨体	péngtǐ	고어텍스
垫	diàn	동 (부족한 것을) 채우다, 메우다
鼻尖	bíjiān	명 코끝
翘上去	qiáo shàngqù	위로 들어 올리다
填充物	tiánchōngwù	명 보형물, 충전물
假体	jiǎtǐ	보형물(용비)
材料	cáiliào	명 재료, 원료
除了… 以外	chúle … yǐwài	~을 제외하고, ~외에
硅胶	guījiāo	명 실리콘
自体软骨	zìtǐ ruǎngǔ	자가 연골
排斥	páichì	동 배척하다
人体	réntǐ	명 인체
反应	fǎnyìng	명 반응

组织细胞	zǔzhī xìbāo	조직세포
及	jí	접 및 ~와(과) (명사나 명사구를 연결하여 병렬 관계를 나타냄)
各有利弊	gèyǒu lìbì	각각의 이로움과 폐단
新兴	xīnxīng	형 신흥의, 새로 일어난
拆除	chāichú	동 허물다, 철거하다
优点	yōudiǎn	명 장점
耳后软骨	ěrhòu ruǎngǔ	귀 뒤의 연골
鼻中隔软骨	bízhōnggé ruǎngǔ	코청(비중격연골)
表现	biǎoxiàn	명 표현 동 표현하다
创伤	chuāngshāng	명 상처, 외상
鼻腔	bíqiāng	명 비강
功能	gōngnéng	명 기능, 공능
鼻炎	bíyán	명 비염
鼻塞	bísāi	(비염 등으로 인해) 코가 막히다
流涕	liútì	콧물을 흘리다
伤疤	shāngbā	명 흉터
微肿	wēizhǒng	경미하게 붓다
消失	xiāoshī	동 없어지다
切口	qiēkǒu	명 수술자리, 절개한 자리
碰水	pèng shuǐ	물을 만지다(건드리다)
激烈	jīliè	형 격렬하다, 치열하다
以免	yǐmiǎn	접 ~하지 않도록, ~않기 위해서
受到	shòudào	동 얻다, 받다

会话 1

隆鼻(코 성형)

病 人: 您好! 我是透过朋友介绍来的。听说您的整容手术做得很好。
Nín hǎo! Wǒ shì tòuguo péngyou jièshào lái de. Tīngshuō nín de zhěngróng shǒushù zuò de hěn hǎo.

医 生: 过奖了, 您哪儿不舒服?
Guòjiǎng le, nín nǎr bù shūfu?

病 人: 我常为我这塌鼻子烦恼, 您看怎么办好?
Wǒ cháng wèi wǒ zhè tā bízi fánnǎo, nín kàn zěnme bàn hǎo?

医 生: 让我看看。您的鼻梁低可以用膨体来垫高, 鼻尖可以用自体
Ràng wǒ kànkan. Nín de bíliáng dī kěyǐ yòng péngtǐ lái diàngāo, bíjiān kěyǐ yòng zìtǐ

软骨来垫, 让鼻尖翘上去, 会更漂亮。
ruǎngǔ lái diàn, ràng bījiān qiáo shàngqù, huì gèng piàoliang.

病 人: 什么是膨体?
Shénme shì péngtǐ?

医 生: 膨体是假体隆鼻材料的一种, 除了这种以外,
Péngtǐ shì jiǎtǐ lóngbí cáiliào de yì zhǒng, chúle zhè zhǒng yǐwài,

隆鼻手术常用的材料还有硅胶和自体软骨组织。
lóngbí shǒushù cháng yòng de cáiliào hái yǒu guījiāo hé zìtǐ ruǎngǔ zǔzhī.

病 人: 膨体和硅胶有什么不同?
Péngtǐ hé guījiāo yǒu shénme bù tóng?

医 生: 这两种材料对人体都非常安全, 没有排斥反应。
Zhè liǎng zhǒng cáiliào duì réntǐ dōu fēicháng ānquán, méiyǒu páichì fǎnyìng.

膨体很容易与人体组织细胞及血管长在一起, 非常自然。
Péngtǐ hěn róngyì yǔ réntǐ zǔzhī xìbāo jí xuèguǎn zhǎng zài yìqǐ, fēicháng zìrán.

会话 2

病 人: 那膨体比硅胶好吗?
Nà péngtǐ bǐ guījiāo hǎo ma?

医 生: 各有利弊。膨体是新兴的材料, 它的价钱比硅胶贵一些,
Gè yǒu lìbì. Péngtǐ shì xīnxīng de cáiliào, tā de jiàqián bǐ guījiāo guì yìxiē,

而且膨体与人体长在一起就不容易拆除。
érqiě péngtǐ yǔ réntǐ zhǎng zài yìqǐ jiù bù róngyi chāichú.

病 人: 自体软骨有什么优点?
Zìtǐ ruǎngǔ yǒu shénme yōudiǎn?

医 生: 自体软骨取用身体上的耳后软骨或鼻中隔软骨,
Zìtǐ ruǎngǔ qǔyòng shēntǐ shàng de ěr hòu ruǎngǔ huò bízhōnggé ruǎngǔ,

用在隆鼻上可以表现的很自然。只是创伤要大一点。
yòng zài lóngbí shàng kěyǐ biǎoxiàn de hěn zìrán. Zhǐshì chuāngshāng yào dà yìdiǎn.

病 人: 隆鼻会影响鼻炎吗?
Lóngbí huì yǐngxiǎng bíyán ma?

医 生: 隆鼻不会影响鼻腔的功能, 如鼻炎, 鼻塞, 流涕等。
Lóngbí bú huì yǐngxiǎng bíqiāng de gōngnéng, rú bíyán, bísāi, liútì děng.

病 人: 手术后要注意什么?
Shǒushù hòu yào zhùyì shénme?

医 生: 手术后是不会留下任何伤疤的, 两天可能会有微肿, 三天后就
Shǒushù hòu shì bú huì liúxià rènhé shāngbā de, liǎngtiān kěnéng huì yǒu wēizhǒng,

可以消失。切口请不要碰水, 不要做一些太激烈的运动,
sāntiān hòu jiù kěyǐ xiāoshī. Qiēkǒu qǐng bú yào pèng shuǐ, bú yào zuò yìxiē tài jīliè de yùndòng,

以免假体受到影响。
yǐmiǎn jiǎtǐ shòudào yǐngxiǎng.

어법

1. 겸어문(1)

'주어1+동사1+주어2(목적어)+동사2' 형식으로, 두 개 이상의 술어가 있는 구문으로 동사1의 목적어가 다시 동사2의 주어를 겸한다. 이런 성분을 '겸어'라고 한다. 동사1에 자주 쓰이는 동사는 사역, 요구, 명령 등의 의미로 쓰이는 '让, 请, 叫, 使, 派, 劝' 등이 있다.

让我看看。 내가 좀 볼게요.
Ràng wǒ kànkan.

老师让我们写字。 선생님은 우리들에게 글자를 쓰라고 시켰다.
Lǎoshī ràng wǒmen xiě zì.

我请他们吃饭。 나는 그들을 식사에 초대했다.
Wǒ qǐng tāmen chī fàn.

公司派他去中国学习。 회사에서 그를 중국으로 보내 공부하게 했다.
Gōngsī pài tā qù Zhōngguó xuéxí.

2. '除了 … 以外'의 용법

'~을 제외하고, ~외에'라는 뜻으로, 앞에서 언급한 것 이외에 또 다른 것이 있음을 나타내고, 뒤에 '还', '也', '都'가 호응하며, '以外'는 생략할 수 있다.

我除了苹果以外，还买了橘子。 나는 사과 외에, 또 귤을 샀다.
Wǒ chúle píngguǒ yǐwài, hái mǎi le júzi.

除了这种以外，… 还有硅胶和自体软骨组织。
이것 외에, ~ 실리콘과 자가 연골도 있다.
Chúle zhè zhǒng yǐwài, … hái yǒu guījiāo hé zìtǐ ruǎngǔ zǔzhī.

앞에서 언급한 것이 포함되지 않음을 나타낼 때는 뒤에 '都'와 호응한다.

除了中国以外，我哪儿都没去过。 중국 외에, 어디도 가본 적이 없다.
Chúle Zhōngguó yǐwài, wǒ nǎr dōu méi qù guo.

除了朋友以外，我们都会说法语。 친구 외에, 우리들은 모두 불어를 할 줄 안다.
Chúle péngyou yǐwài, wǒmen dōu huì shuō Fǎyǔ.

3. '以免 …'의 용법

접속사 '以免 …'은 '~하지 않도록, ~ 않기 위해서'라는 의미를 나타낸다.

早点儿起床，以免迟到。 늦지 않기 위해서 좀 일찍 일어나요.
Zǎo diǎnr qǐchuáng, yǐmiǎn chídào.

不要吃得太多，以免变胖。 뚱뚱하지 않도록 많이 먹지 마세요.
Bú yào chī de tài duō, yǐmiǎn biàn pàng.

切口请不要碰水，… 以免假体受到影响。
보형물에 영향을 주지 않게, ~ 수술 자리에 물이 닿지 않게 해주세요.
Qiēkǒu qǐng bú yào pèng shuǐ, … yǐmiǎn jiǎtǐ shòudào yǐngxiǎng.

防止泪液蒸发，以免角膜干燥。
각막이 건조하지 않게 눈물의 증발을 방지해야 합니다.
Fángzhǐ lèiyè zhēngfā, yǐmiǎn jiǎomó gānzào.

확장연습

1.

听说 Tīngshuō	这家医院的 zhè jiā yīyuàn de	整容手术 zhěngróng shǒushù 皮肤移植手术 pífū yízhí shǒushù 肝移植手术 gān yízhí shǒushù 肾脏移植手术 shènzàng yízhí shǒushù	做得很好。 zuò de hěn hǎo.

2.

除了 Chúle	我们 wǒmen 他 tā 青菜 qīngcài 流涕 liútì	以外, yǐwài,	大家都走了。 dàjiā dōu zǒu le. 我们都打过预防针 wǒmen dōu dǎ guo yùfángzhēn 我们也喜欢吃水果 wǒmen yě xǐhuan chī shuǐguǒ 我还咳嗽 wǒ hái késou

3.

要多穿衣服 Yào duō chuān yīfu 运动 yùndòng 吃青菜 chī qīngcài 喝水 hē shuǐ	以免 yǐmiǎn	感冒。 gǎnmào. 骨头僵硬 gǔtou jiāngyìng 便秘 biànmì 皮肤干燥 pífū gānzào

보충단어

皮肤	pífū	명 피부	移植	yízhí	동 이식하다
肝	gān	명 간, 간장	肾脏	shènzàng	명 신장, 콩팥
预防针	yùfángzhēn	명 예방주사	青菜	qīngcài	명 야채, 채소
水果	shuǐguǒ	명 과일	咳嗽	késou	동 기침하다
感冒	gǎnmào	명 감기	骨头	gǔtou	명 뼈
僵硬	jiāngyìng	형 뻣뻣하다, 경직되다	便秘	biànmì	명 변비
干燥	gānzào	형 건조하다			

연습 문제

1. '会', '可以', '要'를 선택해서 알맞은 위치에 넣어주세요.

1) 手术后 ＿＿＿＿＿＿ 注意什么?
2) 隆鼻术 ＿＿＿＿＿＿ 影响鼻炎吗?
3) 术后是 ＿＿＿＿＿＿ 留下任何伤疤的。(부정형)
4) 您的鼻梁低 ＿＿＿＿＿＿ 用膨体来垫高。

2. 다음 질문에 답하세요.

1) 塌鼻子可以用什么来垫高? ＿＿＿＿＿＿＿＿＿＿。
2) 假体隆鼻材料有哪几种? ＿＿＿＿＿＿＿＿＿＿。
3) 隆鼻后会留下任何伤疤吗? ＿＿＿＿＿＿＿＿＿＿。
4) 膨体比硅胶好吗? ＿＿＿＿＿＿＿＿＿＿。

3. 제시된 단어 중에서 빈칸에 들어갈 알맞은 단어를 고르세요.

排斥	激烈的	拆除	烦恼	以免

1) 膨体与人体长在一起就不容易 ＿＿＿＿＿＿。
2) 这两种材料对人体都非常安全, 没有 ＿＿＿＿＿＿ 反应。
3) 我常为我这塌鼻子＿＿＿＿＿＿。
4) 不要做一些 ＿＿＿＿＿＿ 运动, ＿＿＿＿＿＿ 假体受到影响。

4. 한국어를 중국어로 번역하세요.

1) 이 납작한 코 때문에 고민인데, 어떻게 해야 좋은지요?
2) 이 두 종류 재료는 인체에 아주 안전하고, 거부 반응이 없습니다.
3) 고어텍스는 신제품이고, 가격이 실리콘보다 좀 비쌉니다.
4) 코 높임은 비염 · 코 막힘 · 눈물(콧물)흘림 등에 영향이 없습니다.

补充

去痣／祛斑 qù zhì/ qūbān	점 제거	除皱 chú zhòu	주름 제거
丰胸 fēngxiōng	가슴 확대	隆胸 lóngxiōng	유방 확대
去除脂肪 qùchú zhīfáng	지방 제거	毛发移植 máofà yízhí	모발이식
眉毛移植 méimáo yízhí	눈썹 이식	腋臭去除 yèchòu qùchú	암내 제거
疤痕整形 báhén zhěngxíng	흉터 성형	注射隆鼻 zhùshèlóngbí	코 필러
鼻尖整形 bíjiān zhěngxíng	코끝 성형	短鼻延长 duǎn bí yáncháng	짧은 코 연장
鼻翼缩小术 bíyì suōxiǎoshù	콧방울 축소술	鼻孔缩小术 bíkǒng suōxiǎoshù	콧구멍 축소술
小腿肌肉退缩术 xiǎotuǐ jīròu tuìsuōshù	종아리 근육 퇴축술		
吸脂(大腿部, 腹部) xīzhī(dàtuǐbù, fùbù)	지방흡입(허벅지, 배)		

참고

의료통역사가 갖추어야 할 필수요소

- 전문지식, 용어, 중국어 표현 등을 사전에 철저히 준비한다.
- 진료상황 전에 문진내용을 파악하여 미리 정리한다.
- 필기도구를 준비해서 정확하고 명확한 메시지를 전달한다.
- 통역 중 통역사 개인의 견해를 밝히는 일은 삼간다.
- 의학적 판단은 환자가 요청하더라도 절대 하지 않는다.
- 의사 또는 환자의 발언이 길어질 경우 중단을 요구할 수 있다.
- 실수는 즉각 인정하고 시정한다.
- 복장, 자세, 태도 등 품위와 독립성을 겸비해야 한다.
- 직업 윤리의식과 책임감으로 업무에 임해야 한다.

第5课

성형외과 2

(整形外科 2)

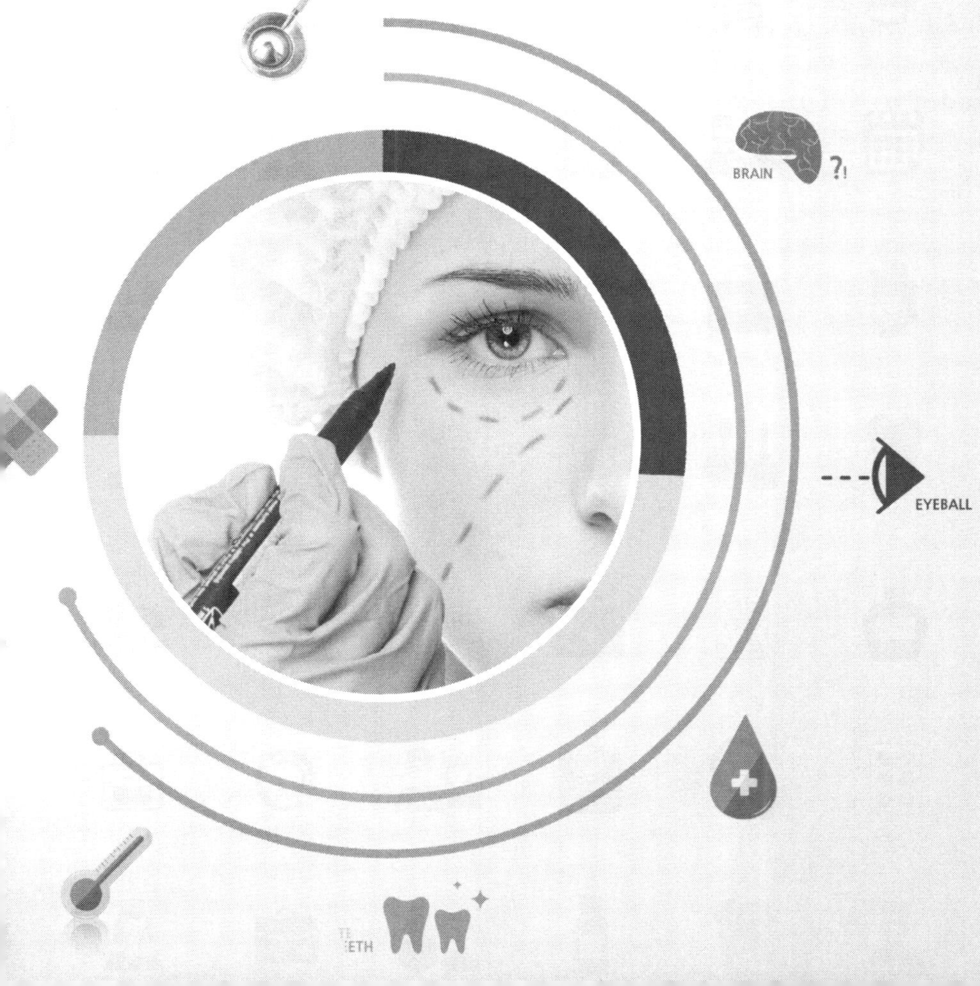

[요점 내용]

1. 埋线法手术简便，看起来很自然，但不是每个人都适合。
Máixiànfǎ shǒushù jiǎnbiàn, kàn qǐlái hěn zìrán, dàn bú shì méi ge rén dōu shìhé.
매몰법 수술은 간단하고 보기에 자연스럽지만, 모든 사람에게 적합한 것은 아닙니다.

2. 虽然埋线法手术切口开得小，但是缺点是容易开线。
Suīrán máixiànfǎ shǒushù qiēkǒu kāi de xiǎo, dànshì quēdiǎn shì róngyi kāi xiàn.
비록 매몰법 수술 절개부분은 작지만, 꿰맨 자리가 쉽게 터지는 것이 단점입니다.

3. 因为您眼皮有点儿厚，您比较适合部分切开手术。
Yīnwèi nín yǎnpí yǒu diǎnr hòu, nín bǐjiào shìhé bùfen qiēkāi shǒushù.
당신의 눈꺼풀이 조금 두껍기 때문에, 부분 절개수술이 비교적 적합하네요.

4. 睡觉时枕头要垫高，以免眼睛过分疲劳。
Shuì jiào shí zhěntou yào diàngāo, yǐmiǎn yǎnjing guòfèn píláo.
잠잘 때 베개를 높여주시면, 눈의 심한 피로를 면할 수 있습니다.

生词

双眼皮	shuāngyǎnpí	명 쌍꺼풀
埋线法	máixiànfǎ	매몰법
切开法	qiēkāifǎ	절개법
部分切开法	bùfen qiēkāifǎ	부분절개법
简便	jiǎnbiàn	형 간편하다
适合	shìhé	동 적합하다, 알맞다
因为	yīnwèi	개 ~ 때문에, ~로 인하여
岁数	suìshù	명 나이, 연령
年龄	niánlíng	명 연령, 나이
虽然 …, 但是	suīrán, … dànshì	접 비록 ~하지만, 그러나
疤痕	bāhén	명 흉터, 상처
肿胀	zhǒngzhàng	동 부어오르다
缺点	quēdiǎn	명 결점, 단점
开线	kāixiàn	동 꿰맨 자리가 터지다
去除	qùchú	동 제거하다, 없애다
脂肪	zhīfáng	명 지방
下垂	xiàchuí	동 아래로 처지다
厚	hòu	형 두껍다, 두텁다
皮肤	pífū	명 피부
采取	cǎiqǔ	동 채택하다, 취하다, 강구하다

恢复期	huīfùqī	회복기
年轻	niánqīng	형 젊다, 어리다
拆线	chāixiàn	동 실밥을 풀다
需要	xūyào	동 필요하다, 요구되다
注意	zhùyì	동 주의하다, 조심하다
冷敷	lěngfū	동 얼음찜질을 하다
消除	xiāochú	동 없애다, 제거하다
淤血	yūxuè	동 어혈이 지다
枕头	zhěntou	명 베개
眼睛	yǎnjing	명 눈
过分	guòfèn	동 지나치다
疲劳	píláo	형 피곤하다, 지치다
垫高	diàngāo	높이다

会话 1

双眼皮手术(쌍꺼풀 수술)

病 人: 我想做双眼皮手术，请您介绍介绍。
Wǒ xiǎng zuò shuāngyǎnpí shǒushù, qǐng nín jièshào jièshào.

医 生: 双眼皮手术有埋线法，切开法和部分切开术。埋线法手术
Shuāngyǎnpí shǒushù yǒu máixiànfǎ, qiēkāifǎ hé bùfen qiēkāishù. Máixiànfǎ shǒushù

简便，看起来很自然，但不是每个人都适合。您多大岁数？
jiǎnbiàn, kàn qǐlái hěn zìrán, dàn bú shì méi ge rén dōu shìhé. Nín duō dà suìshù?

病 人: 我今年29岁。
Wǒ jīnnián èrshíjiǔ suì.

医 生: 您不太适合，因为埋线法适合10岁到20岁年龄间的人。
Nín bú tài shìhé, yīnwèi máixiànfǎ shìhé shí suì dào èrshí suì niánlíng jiān de rén.

虽然埋线法手术切口开得小，不留疤痕，没有肿胀，
Suīrán máixiànfǎ shǒushù qiēkǒu kāi de xiǎo, bù liú bāhén, méiyǒu zhǒngzhàng,

但是缺点是容易开线。
dànshì quēdiǎn shì róngyi kāi xiàn.

病 人: 那切开法是什么手术？
Nà qiēkāifǎ shì shénme shǒushù?

医 生: 切开法可以去除脂肪和下垂的皮肤，但缺点是会留下疤痕。
Qiēkāifǎ kěyǐ qùchú zhīfáng hé xiàchuí de pífū, dàn quēdiǎn shì huì liúxià bāhén.

会话 2

病 人: 我适合哪种手术呢?
Wǒ shìhé nǎ zhǒng shǒushù ne?

医 生: 因为您眼皮有点儿厚, 您比较适合部分切开手术。
Yīnwèi nín yǎnpí yǒu diǎnr hòu, nín bǐjiào shìhé bùfen qiēkāi shǒushù.

这个方法是采取埋线法和切开法的优点, 这比切开法部位小,
Zhè ge fāngfǎ shì cǎiqǔ máixiànfǎ hé qiēkāifǎ de yōudiǎn, zhè bǐ qiēkāifǎ bùwèi xiǎo,

而手术的恢复期比较快。这样看起来您会比现在年轻得多.
ér shǒushù de huīfùqī bǐjiào kuài. Zhèyàng kàn qǐlái nín huì bǐ xiànzài niánqīng de duō.

病 人: 手术时间和恢复时间呢?
Shǒushù shíjiān hé huīfù shíjiān ne?

医 生: 手术需要40-50分钟, 手术四天后折线, 恢复时间需要一个
Shǒushù xūyào sìshí-wǔshí fēnzhōng, shǒushù sì tiān hòu chāixiàn, huīfù shíjiān xūyào yí ge

星期左右。
xīngqī zuǒyòu.

病 人: 手术后要注意些什么?
Shǒushù hòu yào zhùyì xiē shénme?

医 生: 手术后会有点肿胀, 用冷敷可以消除。术后也出现淤血,
Shǒushù hòu huì yǒu diǎn zhǒngzhàng, yòng lěngfū kěyǐ xiāochú. Shù hòu yě chūxiàn yūxuè.

过一两周会消失。多休息, 一周内不要看电视、书报,
Guò yì liǎng zhōu huì xiāoshī. duō xiūxi, yìzhōu nèi búyào kàn diànshì、shūbào,

睡觉时枕头要垫高, 以免眼睛过分疲劳。
shuì jiào shí zhěntou yào diàngāo, yǐmiǎn yǎnjing guòfèn píláo.

어법

1. '虽然 … 但是'의 용법

'비록 ~ 하지만, 설령 ~ 일지라도'의 뜻으로, 앞 구절 주어의 앞뒤에 쓰이며, 뒤에 '但是', '可是', '却是' 등이 호응한다.

他虽然不太聪明，但是非常用功。
그는 그다지 총명하지는 않지만 매우 열심히 공부한다.
Tā suīrán bú tài cōngming, dànshì fēicháng yònggōng.

虽然埋线法手术切口开得小，… 但是缺点是容易开线。
비록 매몰법 수술 절개부분은 작지만, ~ 꿰맨 자리가 쉽게 터지는 것이 단점입니다.
Suīrán máixiànfǎ shǒushù qiēkǒu kāi de xiǎo, … dànshì quēdiǎn shì róngyi kāixiàn.

2. '比'를 쓰는 비교문

'A+比+B+형용사+수사'의 형식으로 'A는 B보다 ~ 하다'라는 뜻으로 나타낸다. 부정문은 '比' 앞에 놓는다.

我比他大三岁。 나는 그보다 3살이 많다.
Wǒ bǐ tā dà sān suì.

我不比他大三岁。 나는 그보다 3살이 적다.
Wǒ bù bǐ tā dà sān suì.

'A+比+B+형용사+多了／得多'의 형식으로 'A는 B보다 훨씬 ~ 하다'라는 뜻으로 나타낸다.

昨天比今天冷多了。 어제는 오늘보다 훨씬 춥다.
Zuótiān bǐ jīntiān lěng duō le.

昨天比今天冷得多。 어제는 오늘보다 많이 춥다.
Zuótiān bǐ jīntiān lěng de duō.

看起来你比现在年轻得多。 보기에 당신은 지금보다 더 젊어 보입니다.
Kàn qǐlái nǐ bǐ xiànzài niánqīng de duō.

'A+比+B+동사+得+형용사'의 형식으로 'A는 B보다 더 ~ 하다'라는 뜻으로 나타낸다.

他比我说得好。 그는 나보다 더 말을 잘 한다.
Tā bǐ wǒ shuō de hǎo.

他说得比我好。 그는 나보나 더 말을 잘 한다.
Tā shuō de bǐ wǒ hǎo.

3. '有／没有'를 쓰는 비교문

'A+有／没有+B+那么(这么)+형용사' 형식으로 '~ 만큼 저렇게(이렇게) ~ 하다'로 나타낸다.

他女朋友有你这么漂亮。 그의 여자 친구는 너만큼 이렇게 예쁘다.
Tā nǚpéngyou yǒu nǐ zhème piàoliang.

他女朋友没有你那么漂亮。 그의 여자 친구는 너만큼 그렇게 예쁘지 않다.
Tā nǚpéngyou méiyǒu nǐ nàme piàoliang.

확장연습

1.

请 Qǐng	你 nǐ	介绍介绍。 jièshào jièshào.
	大家 dàjiā	讨论讨论 tǎolùn tǎolùn
	你们 nǐmen	商量商量 shāngliang shāngliang
	各位 gèwèi	检讨检讨 jiǎntǎo jiǎntǎo

2.

他 Tā	虽然 suīrán	很帅 hěn shuài	但是 dànshì	个子矮。 gèzi ǎi.
		很用功 hěn yònggōng		考不好 kǎo bu hǎo
		聪明 cōngming		不努力 bù nǔlì
		有钱 yǒu qián		很吝啬 hěn lìnsè

3.

您手术后 Nín shǒushù hòu	会 huì	比 bǐ	现在 xiànzài	年轻 niánqīng	得多。 de duō.
今天 Jīntiān			昨天 zuótiān	冷 lěng	
西瓜 Xīguā			梨 lí	大 dà	
我家 Wǒ jiā			他家 tā jiā	远 yuǎn	

보충단어

讨论	tǎolùn	동 토론하다	商量	shāngliang	동 상의하다
检讨	jiǎntǎo	동 검토하다	帅	shuài	형 잘생기다
矮	ǎi	형 작다	用功	yònggōng	동 노력하다, 열심히 공부하다
聪明	cōngming	형 총명하다	吝啬	lìnsè	형 인색하다
冷	lěng	형 춥다	西瓜	xīguā	명 수박
梨	lí	명 배	远	yuǎn	형 멀다

연습 문제

1. '比', '得多', '不比', '一些'를 선택해서 알맞은 위치에 넣어주세요.

1) 埋线法手术 ________ 切开法手术简便。
2) 做双眼皮手术后你会 ________ 现在年轻 ________。
3) 切开法的手术恢复期 ________ 埋线法快。
4) 切开法的切口 ________ 部分切开法的切口大 ________。

2. 다음 질문에 알맞은 답을 하세요.

1) 做双眼皮手术有哪些方法? ________________。
2) 适合做埋线法的年龄是多少? ________________。
3) 做双眼皮手术后要注意些什么? ________________。
4) 你做过双眼皮手术吗? ________________。

3. 제시된 단어 중에서 빈칸에 들어갈 알맞은 단어를 고르세요.

肿胀	疤痕	冷敷	拆线	厚

1) 手术后会有点 ________, 用 ________ 可以消除。
2) 埋线法手术切口开得小, 不留 ________。
3) 您眼皮有点儿 ________ 不适合做埋线法手术。
4) 手术四天后 ________, 恢复时间需要一个星期左右。

4. 한국어를 중국어로 번역하세요.

1) 쌍꺼풀 수술은 매몰법, 절개법과 부분 절개술이 있습니다.
2) 수술 후에 붓기가 조금 있을 수 있으니, 얼음찜질로 빼실 수 있습니다.
3) 당신의 눈꺼풀이 조금 두껍기 때문에, 부분 절개수술이 비교적 적합하네요.
4) 절개법은 지방이나 아래로 처진 피부를 제거할 수 있지만, 흉터가 남는 것이 단점입니다.

补充

纹眉 눈썹 문신
wénméi

纹唇线 입술 윤곽선
wénchún xiàn

痣切除 점, 사마귀 제거
zhì qiēchú

微整形 비수술성형
wēizhěngxíng

祛斑切除 잡티 제거
qūbān qiēchú

耳垂整形 귓불 성형
ěrchuí zhěngxíng

疤痕切除术 흉터 제거술
bāhén qiēchúshù

下巴整形术 앞턱 성형술
xiàbazhěngxíngshù

拉皮儿 주름살 제거수술
lāpír

纹眼线 아이라인 윤곽선
wényǎnxiàn

填充术 필러술
tiánchōngshù

提拉面部 얼굴 리프팅
tílā miànbù

双颚手术 양악수술
shuāng è shǒushù

额头肉毒素 이마 보톡스
étóu ròudúsù

额头(填充物) 이마(보형물)
étóu(tiánchōngwù)

颧骨缩小术 광대뼈 축소술
quángǔ suōxiǎoshù

玻尿酸 히알루론산(Hyaluronic acid) 성형용 필러의 주성분
bōniàosuān

脖子皱纹拉皮术 목주름 제거
bózi zhòuwén lāpíshù

方形下颌角切除术 사각턱 절제술
fāngxíng xiàhéjiǎo qiēchúshù

참고

쌍꺼풀 수술의 종류

切开法	埋线法	部分切开法
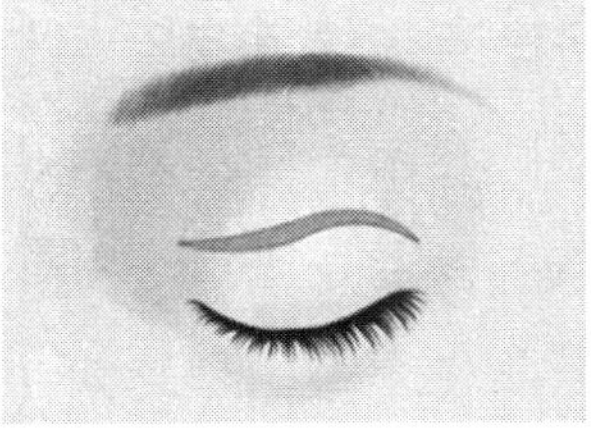	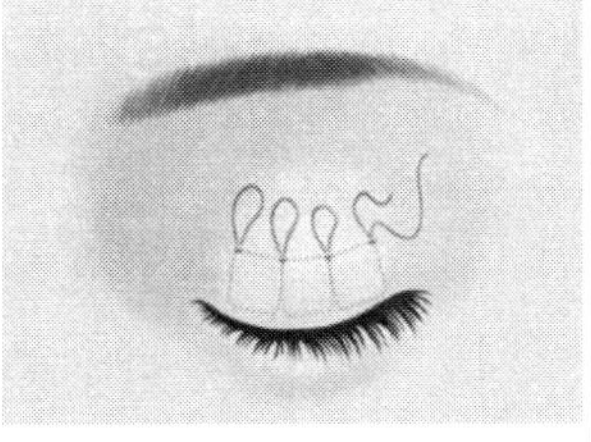	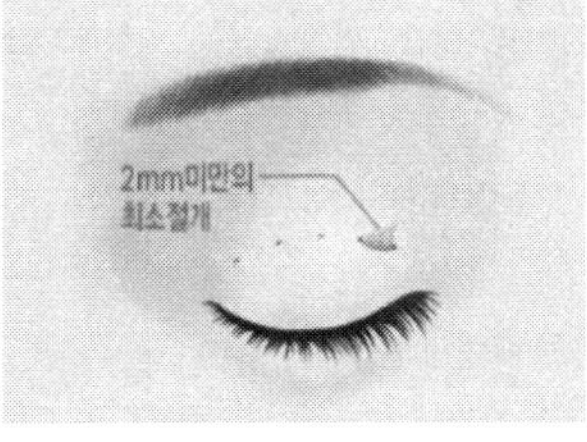
절개법 원하는 쌍꺼풀 라인 위치의 피부를 절개하여 진행하는 수술방법입니다. 눈꺼풀의 피부가 늘어져 있거나 근육이나 피부나 지방의 절제 또는 안검하수의 교정에 적합한 수술방법입니다. 매몰법보다 선명한 쌍꺼풀을 만들 수 있고 수술은 1시간 정도 국소마취로 이루어집니다. 수술 후 3~5일 정도 경과 후 실밥을 뽑게 됩니다.	**매몰법** 피부에 절개를 가하지 않고 2~4개의 작은 구멍으로만 진행하는 수술방법입니다. 피부 절개를 하지 않기 때문에 흉이 남지 않으며 실밥을 뽑을 필요가 없고 절개법에 비해 붓기가 빨리 빠집니다. 피부와 근육이 두꺼운 경우에는 간혹 쌍꺼풀이 풀리는 경우가 있습니다.	**부분 절개법** 기존의 절개법과 매몰법의 단점을 보완하여 피부에 2~3mm 정도의 작은 절개와 매몰법처럼 쌍꺼풀은 만들면서 지방 제거를 함께하는 수술방법입니다. 작은 절개만으로 수술하기 때문에 흉을 걱정할 필요가 없으며 매몰법보다 풀릴 가능성도 적습니다.

第6课

피부과
(皮肤科)

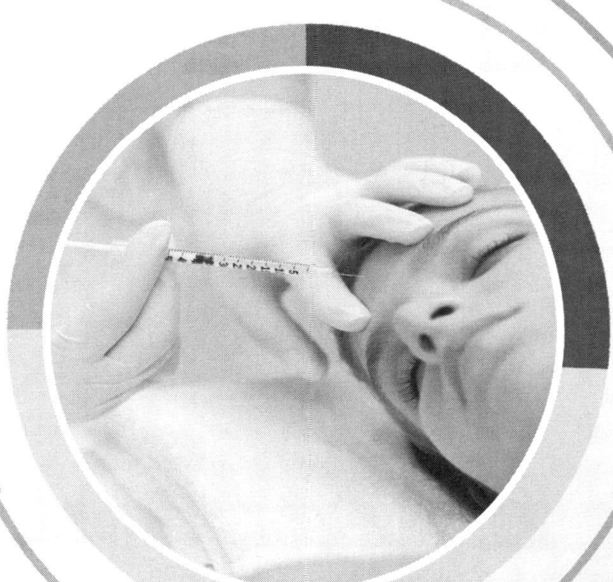

[요점 내용]

1. 以前到医院去治疗了好几次，但效果不太好。

Yǐqián dào yīyuàn qù zhìliáo le hǎo jǐ cì, dàn xiàoguǒ bú tài hǎo.

이전에 병원에서 몇 번 치료를 했는데, 효과가 그다지 좋지 않았어요.

2. 初期治疗，一个星期一次，连续四个星期。

Chūqī zhìliáo, yí ge xīngqī yí cì, liánxù sì ge xīngqī.

레이저치료와 약물치료를 하시고, 초기치료는 일주일에 한번, 4주 동안 계속하세요.

3. 听说激光脱毛对皮肤不会有害，做一次就会见效吗？

Tīngshuō jīguāng tuōmáo duì pífū bú huì yǒu hài, zuò yí cì jiù huì jiàn xiào ma?

레이저 털 제모는 피부에 해롭지 않다고 들었는데, 한 번 하면 효과가 있나요?

4. 治疗之前先刮毛，涂凝胶，然后进行激光照射。

Zhìliáo zhī qián xiān guā máo, tú níngjiāo, ránhòu jìnxíng jīguāng zhàoshè.

치료 전에 먼저 털을 깎고, 젤을 바른 후에 레이저를 쪼입니다.

生词

哪儿	nǎr	대 어디, 어느 곳
脸	liǎn	명 얼굴
长	zhǎng	동 생기다
痘痘	dòudòu	명 여드름(=青春痘)
特别	tèbié	부 특히, 더욱
脸颊	liǎnjiá	명 뺨, 볼
两边	liǎngbiān	명 양쪽
多长时间	duōcháng shíjiān	얼마나
已经 …了	yǐjīng…le	이미(벌써) ~ 했다
以前	yǐqián	명 이전, 과거
治疗	zhìliáo	동 치료하다
好几次	hǎo jǐ cì	수차, 여러 차례
效果	xiàoguǒ	명 효과
容易	róngyì	형 쉽다, 용이하다
复发	fùfā	동 재발하다
红肿	hóngzhǒng	동 피부가 빨갛게 붓다
而且	érqiě	접 게다가, 또한
毛细孔	máoxìkǒng	모공
粗大	cūdà	형 큼직하다, 두껍다
建议	jiànyì	동 건의하다
激光治疗	jīguāng zhìliáo	레이저 치료
初期	chūqī	명 초기
连续	liánxù	동 연속하다, 계속하다
激光脱毛	jīguāngtuōmáo	레이저 제모
掖毛	yèmáo	명 겨드랑이 털

许多	xǔduō	형 매우 많다, 허다하다
方法	fāngfǎ	명 방법, 수단
哪些	nǎ xiē	대 어떤(어느) ~들(복수를 나타냄)
剃	tì	동 깎다, 밀다
剪	jiǎn	동 자르다, 깎다
拔	bá	동 뽑다, 빼다
原始方法	yuánshǐ fāngfǎ	원시방법
发现	fāxiàn	동 발견하다, 알아차리다
毛发	máofà	명 모발
比	bǐ	개 ~에 비해
更加	gèngjiā	부 더욱, 더
旺盛	wàngshèng	형 무성하다
听说	tīngshuō	동 듣자 하니, 듣고 말하다
对 … 有害	duì … yǒu hài	~에 해롭다
见效	jiànxiào	동 효력을 나타내다
体毛	tǐmáo	명 체모
粗细	cūxì	명 굵기
因人而异	yīn rén ér yì	성 사람에 따라 달리 대책(방법)을 세우다
一般	yìbān	형 보통이다, 일반적이다
隔	gé	동 사이(간격)를 두다
左右	zuǒyòu	명 좌와 우
刮	guā	동 털을 깎다
涂	tú	동 바르다, 칠하다
凝胶	níngjiāo	겔, 젤라틴
照射	zhàoshè	동 쪼이다, 비치다
灼烧	zhuóshāo	동 화상을 입다

会话 1

治疗痘痘(여드름 치료)

医 生: 您哪儿不舒服?
Nín nǎr bù shūfu?

病 人: 我的脸上长了很多痘痘，特别是在脸颊两边。
Wǒ de liǎn shang zhǎng le hěn duō dòudòu, tèbié shì zài liǎnjiá liǎngbiān.

医 生: 脸上长了多长时间了?
Liǎn shang zhǎng le duōcháng shíjiān le?

病 人: 已经有十几年了。以前到医院去治疗了好几次，但效果不
Yǐjīng yǒu shí jǐ nián le. Yǐqián dào yīyuàn qù zhìliáo le hǎo jǐ cì, dàn xiàoguǒ bú

太好。
tài hǎo.

医 生: 痘痘容易复发。您脸上有很多红肿的痘痘，而且毛细孔也粗
Dòudòu róngyì fùfā. Nín liǎn shang yǒu hěn duō hóng zhǒng de dòudòu, érqiě máoxìkǒng yě

大。我建议您做激光治疗和药物治疗，初期治疗，一个星期
cū dà. Wǒ jiànyì nín zuò jīguāng zhìliáo hé yàowù zhìliáo, chūqī zhìliáo, yí ge xīngqī

一次，连续四个星期。这样您的红肿的痘痘一定会好得快。
yí cì, liánxù sì ge xīngqī. Zhèyàng nín de hóng zhǒng de dòudòu yídìng huì hǎo de kuài.

会话 2

刮毛(레이저 제모)

医 生: 您是来做激光脱毛的吗?
Nín shì lái zuò jīguāngtuōmáo de ma?

病 人: 我想做掖毛激光脱毛。我以前试过许多方法, 但效果不好。
Wǒ xiǎng zuò yèmáo jīguāng tuōmáo. Wǒ yǐqián shìguo xǔduō fāngfǎ, dàn xiàoguǒ bù hǎo.

医 生: 试过哪些方法?
Shì guo nǎ xiē fāngfǎ?

病 人: 试过剃、剪、拔等原始方法, 但我发现毛发比以前更加旺盛。
Shì guo tì、jiǎn、bá děng yuánshǐ fāngfǎ, dàn wǒ fāxiàn máofà bǐ yǐqián gèng jiā wàngshèng.

听说激光脱毛对皮肤不会有害, 做一次就会见效吗?
Tīngshuō jīguāng tuōmáo duì pífū bú huì yǒu hài, zuò yí cì jiù huì jiàn xiào ma?

医 生: 不会的, 体毛的多少和粗细因人而异, 一般要做三次到五次,
Bú huì de, tǐmáo de duōshao hé cūxì yīn rén ér yì, yìbān yào zuò sān cì dào wǔ cì,

每次需要隔 四-六周左右。
měi cì xūyào gé sì-liù zhōu zuǒyòu.

病 人: 怎样治疗呢? 手术会疼吗?
Zěnyàng zhìliáo ne? Shǒushù huì téng ma?

医 生: 治疗之前先刮毛, 涂凝胶, 然后进行激光照射。
Zhìliáo zhī qián xiān guā máo, tú níngjiāo, ránhòu jìnxíng jīguāng zhàoshè.

手术后会有一点的灼烧感, 但不会很疼。
Shǒushù hòu huì yǒu yì diǎn de zhuóshāogǎn, dàn bú huì hěn téng.

어법

1. 동태조사 '了'

'동사+了+목적어'의 형식으로, 동작의 완료나 실현의 의미를 갖는다. 의문문은 '吗', '没有'를 문장 끝에 사용하여 나타낸다.

我买了汉语书。 나는 중국어책을 샀다.
Wǒ mǎi le Hànyǔshū.

我买了两本汉语书。 나는 두 권의 중국어책을 샀다.
Wǒ mǎi le liǎng běn Hànyǔshū.

我的脸上长了很多痘痘。 내 얼굴에 많은 여드름이 생겼다.
Wǒ de liǎn shang zhǎng le hěn duō dòudòu.

你吃了晚饭吗(没有)? 당신은 저녁을 드셨나요?
Nǐ chī le wǎnfàn ma(méiyǒu)?

'了'를 두 번 사용할 경우 동작이 계속되는 의미를 갖는다.

我买了一本书了。 저는 한 권의 책을 샀다(또 살 거라는 의미).
Wǒ mǎi le yì běn shū le.

我学了一个月了。 저는 한 달 배웠다(지금도 배우고 있다).
Wǒ xué le yí ge yuè le.

脸上长了多长时间了? 얼굴에 생긴 지 얼마나 됐나요?
Liǎn shang zhǎng le duōcháng shíjiān le?

2. '已经 … 了'의 용법

'已经' 뒤에 이미 발생한 상황이 이루어짐을 나타내는 동태조사 '了'가 오거나, 변화를 나타내는 어기조사 '了'가 문장 끝에 온다.

他已经来中国了。 그는 벌써 중국에 왔다.
Tā yǐjīng lái Zhōngguó le.

已经有十几年了。 이미 십여 년 되었다.
Yǐjīng yǒu shí jǐ nián le.

已经夏天了。 벌써 여름이다.
Yǐjīng xiàtiān le.

他的病已经好了。 그의 병은 이미 나았다.
Tā de bìng yǐjīng hǎo le.

我们已经不是朋友了。 우리들은 이미 친구가 아니다.
Wǒmen yǐjīng bú shì péngyou le.

3. 동량보어 '几次'

동량보어란 동사의 뒤에 쓰여 동작이나 행위의 횟수를 보충 설명한다. 목적어가 명사일 때 동량보어는 목적어 앞에 오고, 목적어가 대명사일 때 동량보어는 목적어 뒤에 온다.

这药一天吃几次? 이 약은 하루에 몇 번 복용하나요?
Zhè yào yì tiān chī jǐ cì?

我吃了两次药。 나는 두 번 약을 먹었다.
Wǒ chī le liǎng cì yào.

我给了他一次。 나는 그에게 한 번 주었다.
Wǒ gěi le tā yí cì.

以前到医院去治疗了好几次. 이전에 병원에서 몇 번 치료했다.
Yǐqián dào yīyuàn qù zhìliáo le hǎo jǐ cì.

확장연습

1.

痘痘 Dòudòu	长 zhǎng	了 le	已经 yǐjīng	有 yǒu	十几年 shí jǐ nián	了。 le.
牙 Yá	痛 tòng				三个星期 sān ge xīngqī	
药 Yào	吃 chī				三个月 sān ge yuè	
肚子 Dùzi	拉 lā				十分钟 shí fēnzhōng	

2.

到医院去 Dào yīyuàn qù	治疗 zhìliáo	了 le	好几次。 hǎo jǐ cì.
	检查 jiǎnchá		三四次 sān sì cì
	照 zhào		两次 liǎng cì
	访问 fǎngwèn		很多次 hěn duō cì

3.

我发现 Wǒ fāxiàn	毛发 máofà	比 bǐ	以前 yǐqián	多。 duō.
	伤口 shāngkǒu			深 shēn
	疤痕 bāhén			大 dà
	咳嗽 késou			厉害 lìhai

보충단어

牙	yá	명 이, 치아	拉	lā	동 누다, 싸다
照	zhào	동 찍다	访问	fǎngwèn	동 방문하다
伤口	shāngkǒu	명 상처	深	shēn	형 깊다
疤痕	bāhén	명 흉터	咳嗽	késou	동 기침하다

연습 문제

1. '了'가 들어갈 알맞은 위치를 고르세요.

1) 痘痘 □ 长□ 已经有 □ 十几年 □。

2) 牙 □ 痛 □ 已经有 □ 三个星期 □。

3) 以前 □ 到医院去 □ 治疗 □ 好几次 □。

4) 我 □ 发现 □ 毛发比以前 □ 多 □。

2. 다음 질문에 알맞은 답을 쓰세요.

1) 您是来做激光脱毛的吗? ____________________。

2) 初期治疗青春痘，一个星期几次? ____________________。

3) 你脸上的痘痘长了多长时间了? ____________________。

4) 激光脱毛手术后会疼吗? ____________________。

3. 제시된 단어 중에서 빈칸에 들어갈 알맞은 단어를 고르세요.

隔八周	旺盛	连续	复发

1) 一般要做三次到五次，每次需 __________左右。

2) 我发现毛发比以前更加__________。

3) 痘痘容易 __________，你脸上有很多红肿的痘痘。

4) 初期治疗，一个星期一次，__________四个星期。

4. 한국어를 중국어로 번역하세요.

1) 얼굴에 여드름이 생겼는데, 볼 양쪽에 특히 많습니다.

2) 치료 전에 먼저 털을 깎고, 젤을 바른 후에 레이저를 쪼입니다.

3) 이전에 병원에서 몇 번 치료를 했는데, 효과가 그다지 좋지 않았어요.

4) 당신 얼굴에 피부가 붉고 부은 여드름이 많이 있고, 게다가 모공이 큽니다.

补充

黑斑 hēibān	검은 반점	色斑 sèbān	기미
剥皮 bōpí	박피	细纹 xìwén	잔주름
肤色 fūsè	피부 톤	暗黄 ànhuáng	칙칙하다
老年斑 lǎoniánbān	검버섯	抗衰老 kàng shuāilǎo	노화관리
胶原蛋白 jiāoyuán dànbái	콜라겐	皮肤护理 pífū hùlǐ	피부 케어
皮肤瘙痒 pífū sàoyǎng	피부가 가렵다	皮肤弹性 pífū tánxìng	피부 탄력
色素沉着 sèsùchénzhuó	색소침착	麦拉宁色素 màilāníng sèsù	멜라닌 색소
护肤中心 hùfū zhōngxīn	피부미용 클리닉	水光净肤 shuǐguāng jìngfū	물광피부
面部红血丝 miànbù hóng xuèsī	안면홍조	去角质护理 qù jiǎozhì hùlǐ	필링, 각질 제거 케어

참고

외국인 환자 수 전망

구분	실환자			연환자		
	전체(명)	입원(명)	외래 및 검진(명)	전체(명)	입원(명)	외래(명)
2009	60,201	3,915	56,286	162,638	26,707	135,931
2010	81,789	7,987	73,802	224,260	54,057	170,203
2011	122,297	11,945	110,352	344,407	92,758	251,649
2012	159,464	14,809	144,655	474,939	184,782	290,157
2013	211,218	20,137	191,081	650,411	248,398	402,013
2014	275,407~ 289,495	26,257~ 27,600	249,151~ 261,896	890,738~ 920,852	340,181~ 351,682	550,557~ 569,170
2015	359,103~ 396,782	34,236~ 37,828	324,867~ 358,954	1,219,866~ 1,303,742	465,878~ 497,911	753,988~ 805,831
2016	468,235~ 543,830	44,640~ 51,847	423,595~ 491,983	1,670,606~ 1,845,838	638,020~ 704,943	1,032,586~ 1,140,895
2017	610,531~ 745,373	58,207~ 71,062	552,325~ 674,311	2,287,895~ 2,613,338	873,768~ 998,058	1,414,126~ 1,615,280
2018	796,072~ 1,021,609	75,896~ 97,398	720,176~ 924,211	3,133,272~ 3,699,963	1,196,626~ 1,413,050	1,936,646~ 2,286,913
2019	1,037,998~ 1,400,217	98,960~ 133,493	939,038~ 1,266,724	4,291,016~ 5,238,408	1,638,779~ 2,000,597	2,652,237~ 3,237,811
2020	1,353,446~ 1,919,137	129,034~ 182,966	1,244,412~ 1,736,171	5,876,546~ 7,416,538	2,244,307~ 2,832,445	3,632,238~ 4,584,098

서울대학교
SEOUL NATIONAL UNIVERSITY

第 7 课

안과
(眼科)

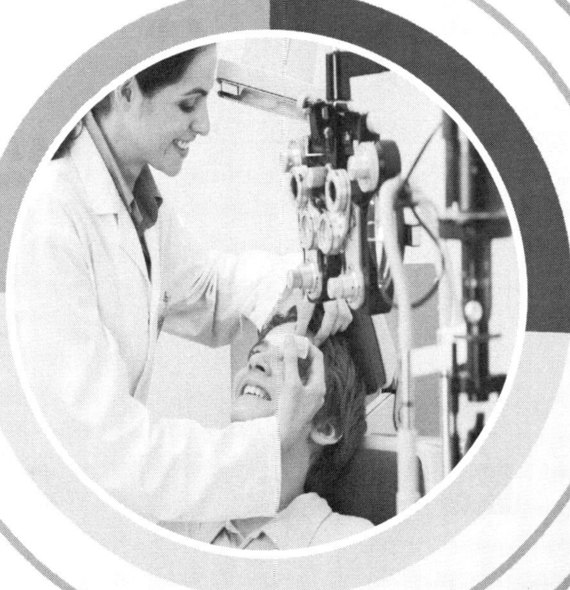

[요점 내용]

1. 医生，我最近老看不清楚，好像有东西盖在眼睛上。
Yīshēng, wǒ zuìjìn lǎo kàn bu qīngchu, hǎoxiàng yǒu dōngxi gài zài yǎnjing shàng.
의사선생님, 최근 늘 무언가 눈을 가리는 듯 잘 보이지 않습니다.

2. 视力越来越弱会慢慢地看不见的。
Shìlì yuè lái yuè ruò huì mànmànde kàn bu jiàn de.
시력이 점점 약해져서 서서히 볼 수가 없을 겁니다.

3. LASIK治疗对深度近视眼或角膜薄的人来说并不适合。
LASIK zhìliáo duì shēndù jìnshìyǎn huò jiǎomó báo de rén lái shuō bìng bú shìhé.
라식치료는 근시가 심하거나 각막이 얇은 사람한테 맞지 않습니다.

4. 我们先做个检查如验光，角膜厚度检查，眼底检查什么的。
Wǒmen xiān zuò ge jiǎnchá rú yànguāng, jiǎomó hòudù jiǎnchá, yǎndǐ jiǎnchá shénme de.
우리는 먼저 시력검사, 각막 두께 검사, 안전검사 등을 합니다.

生词

老	lǎo	부 늘, 언제나
清楚	qīngchu	형 분명하다, 명백하다
好像	hǎoxiàng	부 마치 ~과 같다(비슷하다)
盖	gài	동 가리다, 덮다
眼睛	yǎnjing	명 눈
感觉	gǎnjué	동 느끼다
眼花	yǎnhuā	형 눈이 침침하다
年纪	niánjì	명 나이, 연령
大	dà	형 크다, 많다
视力	shìlì	명 시력
下降	xiàjiàng	동 하강하다, 내리다
看不见	kàn bu jiàn	동 볼 수가 없다
裂隙灯	lièxìdēng	명 세극등(눈의 검사용)
得	dé	동 얻다, 획득하다
白内障	báinèizhàng	명 백내장
弱	ruò	형 약하다
药物治疗	yàowùzhìliáo	약물치료
怕	pà	동 두려워하다
滴	dī	동 떨어지다
下	xià	양 번, 회(동작의 횟수를 세는 단위)
眼药水	yǎnyàoshuǐ	물 안약
麻醉	mázuì	동 마취하다
过程	guòchéng	명 과정
出血	chūxiě	동 출혈하다, 피가 나다
尽快	jǐnkuài	부 되도록 빨리

近视	jìnshì	명 근시
眼镜	yǎnjìng	명 안경
拿下来	náxiàlái	가지고 내리다
矫正	jiǎozhèng	동 교정하다
目前	mùqián	명 현재, 지금
种	zhǒng	양 종류, 부류
适应症	shìyìngzhèng	명 적응
比较	bǐjiào	부 비교적
广泛	guǎngfàn	형 광범위하다
几乎	jīhū	부 거의 모두
无	wú	동 없다
恢复	huīfù	동 회복하다
对 … 来说	duì … láishuō	~에게 있어서
深度	shēndù	명 깊이, 심도
角膜	jiǎomó	명 각막
薄	báo	형 엷다, 얇다
适合	shìhé	동 적합하다, 부합하다
验光	yànguāng	동 검안하다, 시력을 측정하다
厚度	hòudù	명 두께
眼底检查	yǎndǐ jiǎnchá	안저 검사
进一步	jìnyíbù	부 (한 걸음 더) 나아가, 진일보하여
诊断	zhěnduàn	동 진단하다

전문 의료 용어

PRK	레이저 각막 절제술
LASIK	라식(레이저 각막 절삭 가공 성형술)
LASEK	라섹(레이저 각막상피 절삭 가공 성형술)

会话 1

白内障(백내장)

病 人: 医生, 我最近老看不清楚, 好像有东西盖在眼睛上,
Yīshēng, wǒ zuìjìn lǎo kàn bu qīngchu, hǎoxiàng yǒu dōngxi gài zài yǎnjing shàng,

请您看一下。
qǐng nín kàn yíxià.

医 生: 从什么时候开始的?
Cóng shéme shíhou kāishǐ de?

病 人: 从两年前开始就感觉眼花, 是不是年纪大了,
Cóng liǎngnián qián kāishǐ jiù gǎnjué yǎnhuā, shì bu shì niánjì dà le,

视力就慢慢下降了。
shìlì jiù mànmàn xiàjiàng le.

医 生: 从您的症状来看, 可能是白内障, 老年人在白内障早期,
Cóng nín de zhèngzhuàng lái kàn, kěnéng shì báinèizhàng, lǎoniánrén zài báinèizhàng zǎoqī,

视力会慢慢地下降, 直到最后看不见, 用裂隙灯查一下。
shìlì huì mànmànde xiàjiàng, zhídào zuìhòu kàn bu jiàn, yòng lièxìdēng chá yíxià.

(检查后)

医 生: 您得的是白内障。视力越来越弱会慢慢地看不见的。
Nín dé de shì báinèizhàng. Shìlì yuè lái yuè ruò huì mànmànde kàn bu jiàn de.

病 人: 一定要动手术吗? 药物治疗不行吗? 我很怕手术。
Yídìng yào dòng shǒushù ma? Yàowù zhìliáo bù xíng ma? Wǒ hěn pà shǒushù.

医 生: 不行, 药治不好您的病。手术是在眼里滴两下眼药水麻醉, 没有
Bùxíng, yào zhì bu hǎo nín de bìng. Shǒushù shì zài yǎn lǐ dī liǎngxià yǎn yàoshuǐ mázuì, méiyǒu

疼痛之下进行, 过程中也不出血, 要尽快做手术吧。
téngtòng zhī xià jìngxíng, guòchéng zhōng yě bù chūxiě, yào jǐnkuài zuò shǒushù ba.

会话 2

视力矫正(시력교정)

病 人: 我的近视太深，眼镜拿下来，什么都看不清楚，想做近视矫正手术，请问有几种?
Wǒ de jìnshì tài shēn, yǎnjìng ná xiàlái, shénme dōu kàn bu qīngchu, xiǎng zuò jìnshì jiǎozhèng shǒushù, qǐngwèn yǒu jǐ zhǒng?

医 生: 目前常见的有三种，PRK, LASIK, LASEK。
Mùqián cháng jiàn de yǒu sān zhǒng, PRK, LASIK, LASEK.

病 人: 哪种最好?
Nǎ zhǒng zuì hǎo?

医 生: 最受欢迎的是LASIK手术，它的适应症比较广泛，手术后几乎无疼痛，恢复也比较快。但LASIK治疗对深度近视眼或角膜薄的人来说并不适合。
Zuì shòu huānyíng de shì LASIK shǒushù, tā de shìyīngzhèng bǐjiào guǎngfàn, shǒushù hòu jīhū wú téngtòng, huīfù yě bǐjiào kuài. Dàn LASIK zhìliáo duì shēndù jìnshìyǎn huò jiǎomó báo de rén lái shuō bìng bú shìhé.

病 人: 您看我适合哪种手术?
Nín kàn wǒ shìhé nǎ zhǒng shǒushù?

医 生: 我们先做个检查如验光，角膜厚度检查，眼底检查什么的，然后再进一步诊断适合您的手术。
Wǒmen xiān zuò ge jiǎnchá rú yànguāng, jiǎomó hòudù jiǎnchá, yǎndǐ jiǎnchá shénme de, ránhòu zài jìnyíbù zhěnduàn shìhé nín de shǒushù.

病 人: 好的。
Hǎo de.

어법

1. 가능보어(1)

'동사+得／不+보어(결과보어／방향보어)'의 형식으로 '～할 수 있다/없다'의 뜻으로 나타낸다.

我最近老看不清楚。 최근 나는 늘 잘 볼 수가 없다.
Wǒ zuìjìn lǎo kàn bu qīngchu.

我看得见黑板上的字。 나는 칠판의 글자를 볼 수 있다.
Wǒ kàn de jiàn hēibǎn shàng de zì.

我看不见黑板上的字。 나는 칠판의 글자를 볼 수 없다.
Wǒ kàn bu jiàn hēibān shàng de zì.

你看得见看不见黑板上的字? 당신은 칠판의 글자를 볼 수 있습니까?
Nǐ kàn de jiàn kàn bu jiàn hēibǎn shàng de zì?

* 자주 쓰이는 가능보어

买得到／买不到
mǎi de dào/mǎi bu dào
살 수 있다/없다

看得懂／看不懂
kàn de dǒng/kàn bu dǒng
이해할 수 있다/없다

卖得完／卖不完
mài de wán/mài bu wán
다 팔 수 있다/없다

打得开／打不开
dǎ de kāi/dǎ bu kāi
열 수 있다/없다

放得下／放不下
fàng de xià/fàng bu xià
놓을 수 있다/없다

回得来／回不来
huí de lái/huí bu lái
올 수 있다/없다

看得出来／看不出来
kàn de chūlái/kàn bu chūlái
알아볼 수 있다/없다

想得出来／想不出来
xiǎng de chūlái/ xiǎng bu chūlái
생각해낼 수 있다/없다

2. '越来越'의 용법

'越来越'는 '점점 더, 더욱더'의 뜻으로, 시간이 지남에 따라 정도가 증가함을 나타낸다.

课文越来越难。 본문이 점점 더 어려워진다.

Kèwén yuè lái yuè nán.

视力越来越弱就会慢慢地看不见, …。 시력이 점점 약해지고 서서히 볼 수가 없어서 ~ .

Shìlì yuè lái yuè ruò jiù huì mànmànde kàn bú jiàn, … .

'越+A+越+B'의 형식은 'A 하면 할수록 B 하다'의 뜻으로 나타낸다.

他越吃越胖。 그는 먹을수록 살이 찐다.
Tā yuè chī yuè pàng.

他越说越不明白。 그는 말할수록 명확하지 않다.
Tā yuè shuō yuè bù míngbai.

3. '先 … 然后'의 용법

'先 … 然后'는 두 개 이상의 사건이나 동작이 연속하여 일어나는 것을 나타낼 때 사용하며, '먼저 ~ 하고, 다음에 ~ 하다'는 뜻으로 나타낸다.

你先去看医生, 然后吃药。
당신은 의사선생님을 먼저 만나고 난 후에 약을 먹어요.
Nǐ xiān qù kàn yīshēng, ránhòu chī yào.

你们先吃饭, 然后再去看电影。
너희들은 먼저 밥을 먹고, 다음에 영화를 보러 가요.
Nǐmen xiān chī fàn, ránhòu zài qù kàn diànyǐng.

我们先做个检查 … 然后再诊断适合您的手术。
우리는 먼저 검사하고, 그 다음에 다시 당신에게 적합한 수술을 진단할 겁니다.
Wǒmen xiān zuò ge jiǎnchá … ránhòu zài zhěnduàn shìhé nín de shǒushù.

확장연습

1.

视力 Shìlì	越来越 yuè lái yuè	弱 ruò	就 jiù	会 huì	看不见。 kàn bu jiàn
声音 Shēngyīn		小 xiǎo			听不见 tīng bu jiàn
胃口 Wèikǒu		不好 bù hǎo			吃不下 chī bu xià
体重 Tǐzhòng		胖 pàng			穿不下 chuān bu xià

2.

年纪 Niánjì	大了 dà le	视力 shìlì	就 jiù	会 huì	慢慢地 mànmànde	下降。 xiàjiàng
天气 Tiānqì	凉了 liáng le	大家 dàjiā			快快地 kuàikuàide	回家 huí jiā
工作 Gōngzuò	多了 cuō le	大家 dàjiā			好好地 hǎohǎode	休息 xiūxi
他的病 Tā de bìng	好了 hǎo le				高兴地 gāoxìngde	出院 chū yuàn

3.

我们 Wǒmen	先 xiān	做个验光、 zuò ge yànguāng、	角膜厚度检查 jiǎomó hòudù jiǎnchá	什么的。 shénme de.
		吃点水果 chī diǎn shuǐguǒ	点心 diǎnxīn	
		学点英语 xué diǎn Yīngyǔ	汉语 Hànyǔ	
		买点衣服 mǎi diǎn yīfu	裤子 kùzi	

보충단어

声音	shēngyīn	명	소리
体重	tǐzhòng	명	체중
穿	chuān	동	입다
凉	liáng	형	춥다
点心	diǎnxīn	명	과자
裤子	kùzi	명	바지
胃口	wèikǒu	명	입맛
胖	pàng	형	뚱뚱하다
天气	tiānqì	명	날씨
水果	shuǐguǒ	명	과일
衣服	yīfu	명	옷

연습 문제

1. 가능보어 긍정형 '得'과 부정형 '不'을 선택해서 알맞은 위치에 넣어주세요.

1) 视力减弱就会慢慢地看 __________ 见了。
2) 胃口很好什么都吃 __________ 下。
3) 有东西盖在眼睛上看 __________ 清楚。
4) 他的眼睛很好什么都看 __________ 见。

2. 다음 질문에 알맞은 답을 고르세요.

不好	要动手术	不合适	做过

1) 你的视力好不好? __________________。
2) 白内障严重的话要动手术吗? __________________。
3) 你做过近视矫正手术吗? __________________。
4) 对深度近视眼或角膜薄的人来说做LASIK手术合适吗? __________。

3. 제시된 단어 중에서 빈칸에 들어갈 알맞은 단어를 고르세요.

盖	广泛	角膜厚度	越来越弱

1) 你左眼很严重, 视力__________就会慢慢地看不见。
2) 我们先做个检查如验光, ________检查什么的。
3) 我最近老看不清楚, 好像有东西__________在眼睛上。
4) 最受欢迎的是LASIK手术, 它的适应症比较 __________________。

4. 한국어를 중국어로 번역하세요.

1) 약물 치료는 안 되나요? 수술이 무서워요.
2) 최근 늘 무언가 눈을 가리는 듯 잘 보이지 않는데, 좀 봐주세요.
3) 우리는 먼저 시력검사, 각막 두께 검사, 안저검사 등을 합니다.
4) 저는 근시가 너무 심해서, 안경을 벗으면 아무것도 볼 수가 없습니다.

补充

眼痛 yǎntòng	눈이 아프다	刺眼 cì yǎn	눈을 찌르다
眼痒 yǎnyǎng	눈이 가렵다	眼屎多 yǎnshǐ duō	눈곱이 많다
结膜炎 jiémóyán	결막염	白内障 báinèizhàng	백내장
青光眼 qīngguāngyǎn	녹내장	角膜炎 jiǎomóyán	각막염
针眼 zhēnyǎn	다래끼	近视 jìnshì	근시
远视 yuǎnshì	원시	斜眼 xiéyǎn	사시인 눈
夜盲 yèmáng	야맹증	散光 sǎnguāng	난시
眼球突出 yǎnqiú tūchū	안구돌출	眼充血 yǎnchōngxuè	눈 충혈
泪腺堵塞 lèixiàn dǔsāi	눈물샘이 막히다	不断眨眼 búduàn zhǎyǎn	눈을 깜박이다
眼球干燥症 yǎnqiú gānzàozhèng	안구건조증	眼睑下垂 yǎnjiǎn xiàchuí	눈꺼풀이 아래로 처지다

참고

시도별 외국인환자 유치기관 현황

의료기관 2,584개소, 유치업체 1,017개소('14.11.05 기준)

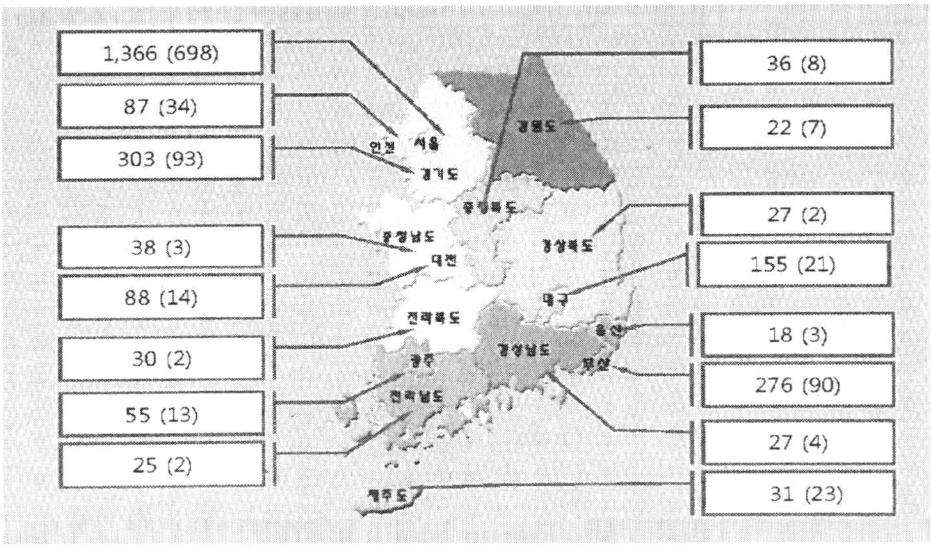

MEDICAL KOREA
외국인환자유치 정보시스템

第8课

정형외과
(骨科)

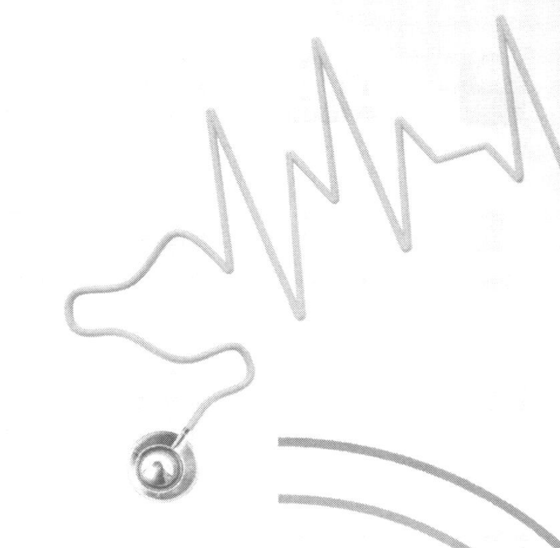

[요점 내용]

1. 司机突然踩刹车被另一个人给撞伤了。
Sījī tūrán cǎi shāchē bèi lìng yí ge rén gěi zhuàngshāng le.
운전기사가 갑자기 브레이크를 밟아서 다른 사람과 부딪쳐 다쳤어요.

2. 你的手腕没有骨折，只是扭伤而已。
Nǐ de shǒuwàn méiyǒu gǔzhé, zhǐshì niǔshāng éryǐ.
손목은 골절되지 않았고, 단지 삐었을 뿐입니다.

3. 我们能看到您的右腿骨头断裂。
Wǒmen néng kàndào nín de yòutuǐ gǔtóu duànliè.
우측 다리뼈 골절상으로 보이네요.

4. 要用石膏绷带固定骨折部位，四个星期后再来医院复查。
Yào yòng shígāobēngdài gùdìng gǔzhé bùwèi, sì ge xīngqī hòu zài lái yīyuàn fùchá.
깁스붕대로 골절 부위를 고정하고, 4주 후에 다시 병원에 와서 재검사하세요.

生词

怎么	zěnme	대 어떻게, 왜
受伤	shòu shāng	동 상처를 입다, 부상당하다
公车	gōngchē	명 버스(=公共汽车 gōnggòngqìchē)
站	zhàn	동 서다, 멈추다 명 정류소, 역
司机	sījī	명 운전사, 기사
突然	tūrán	부 갑자기, 난데없이
踩	cǎi	동 밟다, 딛다
刹车	shāchē	명 브레이크
被	bèi	동 ~에게 ~를 당하다
另	lìng	대 다른, 이외의 부 달리, 따로
撞伤	zhuàngshāng	부딪쳐 다치다
现在	xiànzài	명 현재, 지금
一 … 就 …	yí … jiù …	부 ~ 하자마자 곧 ~ 하다
动	dòng	동 움직이다, 행동하다
怕	pà	동 걱정하다, 염려하다
骨头	gǔtóu	명 뼈
断	duàn	동 자르다, 끊어지다
拍	pāi	동 찍다, 촬영하다
X光片	Xguāngpiàn	엑스레이 사진
手腕	shǒuwàn	명 팔목, 손목

骨折	gǔzhé	동 뼈가 부러지다, 골절되다
而已	éryǐ	조 ~ 뿐이다
扭伤	niǔshāng	동 삐다, 접질리다
处方	chǔfāng	명 처방
套	tào	동 씌우다
护带	hùdài	명 보호대
复诊	fùzhěn	동 재진하다
物理治疗	wùlǐzhìliáo	물리치료
重	zhòng	형 무겁다, 중요하다
摩托车	mótuōchē	명 오토바이
消毒	xiāodú	동 소독하다
止血	zhǐxuè	동 지혈하다
然后	ránhòu	접 그런 후에, 그 다음에
照	zhào	동 사진(영화)를 찍다
右腿	yòutuǐ	명 오른쪽 다리
断裂	duànliè	동 부러지다, 갈라지다
手术	shǒushù	명 수술 동 수술하다
石膏绷带	shígāobēngdài	깁스붕대
固定	gùdìng	동 고정하다
部位	bùwèi	명 부위
抽烟	chōu yān	담배를 피우다(=吸烟)
明白	míngbai	동 알다, 이해하다

会话 1

手腕扭伤(손목이 삐다)

医 生: 你是怎么受伤的?
Nǐ shì zěnme shòushāng de?

病 人: 两个小时前我坐公车时站着, 司机突然踩刹车被另一个人给
Liǎng ge xiǎoshí qián wǒ zuò gōngchē shí zhàn zhe, sījī tūrán cǎi shāchē bèi lìng yí ge rén gěi

撞伤了。现在我的手腕一动就很痛。我怕骨头断了。
zhuàngshāng le Xiànzài wǒ de shǒuwàn yí dòng jiù hěn tòng. Wǒ pà gǔtou duàn le.

医 生: 先拍个X光片吧。你的手腕没有骨折, 只是扭伤而已。
Xiān pāi ge X guāngpiàn ba. Nǐ de shǒuwàn méiyǒu gǔzhé, zhǐshì niǔshāng éryǐ.

我给你开个处方, 吃个药, 套上护带, 过两天再来复诊。
Wǒ gěi nǐ kāi ge chǔfāng, chī ge yào, tào shàng hùdài, guò liǎng tiān zài lái fù zhěn.

病 人: 做个物理治疗吗?
Zuò ge wùlǐzhìliáo ma?

医 生: 过几天后可以做, 先安静下来, 不要拿重的东西。
Guò jǐ tiān hòu kěyǐ zuò, xiān ānjìng xiàlái, búyào ná zhòng de dōngxi.

会话 2

腿骨折(다리 골절)

医 生: 您被什么撞到的?
Nǐn bèi shénme zhuàngdào de?

病 人: 我被摩托车撞伤的。就这儿非常疼。
Wǒ bèi mótuōchē zhuàngshāng de. Jiù zhèr fēicháng téng.

医 生: 肿得这么厉害。先消毒止血, 然后再照个X光片吧。
Zhǒng de zhème lìhai. Xiān xiāodú zhǐxuè, ránhòu zài zhào ge X guāngpiàn ba.

(医生看X光片后)
(Yīshēng kàn X guāngpiàn hòu)

医 生: 我们能看到您的右腿骨头断裂。
Wǒmen néng kàndào nín de yòutuǐ gǔtóu duànliè.

病 人: 要手术吗?
Yào shǒushù ma?

医 生: 不用, 要用石膏绷带固定骨折部位, 四个星期后再来医院
Bú yòng, yào yòng shígāo bēngdài gùdìng gǔzhé bùwèi, sì ge xīngqī hòu zài lái yīyuàn

复查。治疗其间不可以抽烟, 喝酒啊。
fùchá. Zhìliáo qījiān bù kěyǐ chōu yān, hē jiǔ a.

病 人: 好, 明白了。
Hǎo, míngbai le.

어법

1. '被'자문

'주어+被+목적어+동사+기타 성분' 형식으로 '주어가 목적어에 의해 당하다'라는 피동의 의미가 있다. '被' 대신 '给·叫·让'을 쓸 수 있고, '被·给'은 목적어 생략이 가능하다. 기타 성분으로 가능보어와 동사동첩은 쓸 수 없으며, 동태조사는 '了'·'过'만 쓰이고 '着'은 쓸 수 없다. '시간사·부사·능원동사·부정사'는 '被'자 앞에 놓는다.

我的自行车被他骑走了。 내 자전거는 그가 타고 가버렸다.
Wǒ de zìxíngchē bèi tā qí zǒu le.

水瓶昨天被(叫·让)哥哥打破了。 어제 물병이 형에 의해 깨졌다.
Shuǐpíng zuótiān bèi(jiào·ràng) gēge dǎpò le.

大家被(给)感动了。 사람들은 감동을 받았다.
Dàjiā bèi(gěi) gǎndòng le.

司机突然踩刹车被另一个人给撞伤了。
운전기사가 갑자기 브레이크를 밟아서 다른 사람과 부딪쳐 다쳤어요.
Sījī tūrán cǎi shāchē bèi lìng yí ge rén gěi zhuàngshāng le.

2. '一 … 就'의 용법

전후의 두 가지 상황이 바로 이어지는 '~하자마자 ~하다'의 뜻으로 쓰인다.

现在我的手腕一动就很痛。 지금 내 손목은 움직이기만 하면 바로 아파요.
Xiànzài wǒ de shǒuwàn yí dòng jiù hěn tòng.

我一吃完晚饭就去散步。 나는 저녁밥을 먹자마자 산책하러 간다.
Wǒ yì chī wán wǎnfàn jiù qù sànbù.

一到家，就开电视机。 집에 오자마자 TV를 켠다.
Yí dào jiā, jiù kāi diànshìjī.

3. '先 … 然后'의 용법

동작의 전후 순서를 나타내며 '먼저 ~하고, 그런 후에 ~하다'는 뜻으로 나타낸다.

先诊脉，然后诊断。
먼저 진맥을 하고, 그런 후에 진단한다.
Xiān zhěn mài, ránhòu zhěnduàn.

我先吃饭，然后喝酒。
나는 먼저 밥을 먹고, 다음에 술을 마신다.
Wǒ xiān chī fàn, ránhòu hē jiǔ.

他想先去韩国旅游，然后去中国留学。
그는 먼저 한국으로 여행 간 후에 중국으로 유학 가려고 한다.
Tā xiǎng xiān qù Hánguó lǚyóu, ránhòu qù Zhōngguó liúxué.

확장연습

1.

腿 Tuǐ	被 bèi	撞伤 zhuàng shāng	了。 le.
脸 Liǎn		打肿 dǎzhǒng	
手 Shǒu		烫伤 tàngshāng	
脚 Jiǎo		打断 dǎduàn	

2.

一 Yì	回家 huí jiā	就 jiù	睡觉。 shuì jiào.
	出院 chū yuàn		上班 shàng bān
	开刀 kāi dāo		好了 hǎo le
	看 kàn		知道 zhīdào

3.

先 Xiān	诊脉 zhěnmài	然后 ránhòu	诊断。 zhěnduàn.
	看病 kàn bìng		开处方 kāi chǔfāng
	检查 jiǎnchá		看医生 kàn yīshēng
	考试 kǎo shì		去旅行 qù lǚxíng

보충단어

脸	liǎn	명 얼굴	肿	zhǒng	동 붓다
烫伤	tàngshāng	동 화상을 입다	打断	dǎduàn	동 부러지다
睡觉	shuì jiào	동 (잠을) 자다	出院	chū yuàn	동 퇴원하다
上班	shàng bān	동 출근하다	开刀	kāi dāo	동 수술하다
诊脉	zhěnmài	동 진맥하다	诊断	zhěnduàn	동 진단하다
考试	kǎo shì	동 시험보다	旅行	lǚxíng	동 여행하다

연습 문제

1. '被'가 들어갈 알맞은 위치를 고르세요.

1) 司机 □ 突然 □ 踩刹车 □ 另一个人给撞伤了。
2) 水瓶 □ 昨天 □ 哥哥 □ 打破了。
3) 我的 □ 手 □ 水 □ 烫伤了。
4) 昨天 □ 我的自行车 □ 他 □ 骑走了。

2. 다음 질문에 알맞은 답하세요.

1) 你被公车撞过伤吗? ______________________。
2) 你的骨头断裂过吗? ______________________。
3) 骨头扭伤可以拿重的东西吗? ______________________。
4) 照X光片会疼痛吗? ______________________。

3. 제시된 단어 중에서 빈칸에 들어갈 알맞은 단어를 고르세요.

消毒	扭伤	复诊	固定	开

1) 你的手腕没有骨折, 只是 ____________而已。
2) 先 ____________ 止血, 然后再照个X光片吧。
3) 要用石膏绷带 ____________ 骨折部位, 四个星期后再来医院复查。
4) 我给 _____ 你个处方, 吃个药, 套上护带, 过两天再来 ___________。

4. 한국어를 중국어로 번역하세요.

1) 우측 다리뼈 골절상으로 보이네요.
2) 깁스붕대로 골절 부위를 고정하셔야 해요.
3) 심하게 부었네요. 먼저 소독하고 지혈해야 해요.
4) 운전기사가 갑자기 브레이크를 밟아서 다른 사람과 부딪쳐 다쳤어요.

补充

脊椎 jǐzhuī	척추 추골	腰椎 yāozhuī	요추
肌痛 jītòng	근육통	痛风 tòngfēng	통풍
冷敷 lěngfū	얼음찜질	热敷 rèfū	온찜질
尾骨 wěigǔ	꼬리뼈	脊椎炎 jǐzhuīyán	척추염
关节炎 guānjiéyán	관절염	膝关节 xīguānjié	무릎 관절
五十肩 wǔshíjiān	오십견	韧带破裂 rèndài pòliè	인대 파열
脊髓神经 jǐsuǐshénjīng	척수신경	软骨损伤 ruǎngǔ sǔnshāng	연골 손상
腰椎间盘 yāozhuījiānpán	허리디스크	骨质疏松症 gǔzhìshūsōngzhèng	골다공증
退行性关节炎 tuìxíngxìng guānjiéyán	퇴행성관절염	类风湿性关节炎 lèifēngshīxìng guānjiéyán	류머티즘관절염

第 9 课

신경외과
(神经外科)

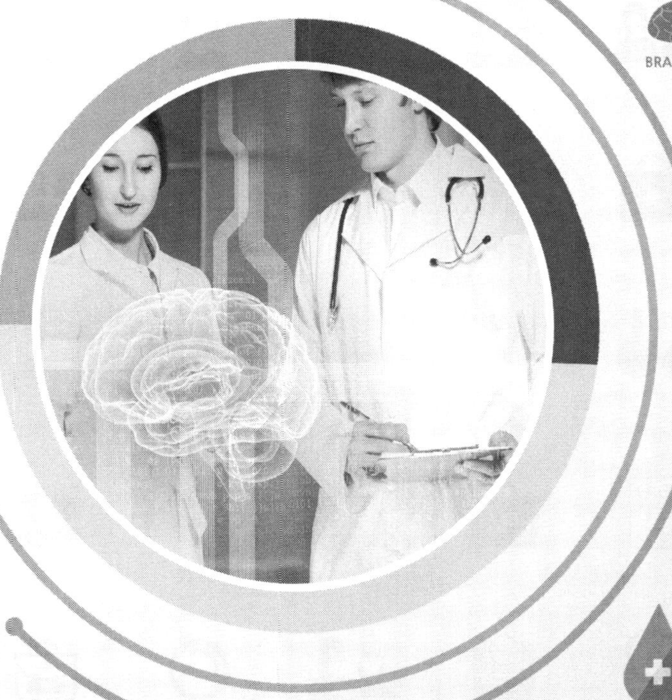

[요점 내용]

1. 最近两个月来大腿内侧老觉得有牵拉感疼痛，腿部僵硬，沉重。
Zuìjìn liǎng ge yuè lái dàtuǐ nèicè lǎo juéde yǒu qiānlāgǎn téngtòng, tuǐbù jiāngyìng, chénzhòng.
최근 두 달간 허벅지 안쪽이 늘 끌어당겨서 아프고, 다리가 뻣뻣하고 무거운 느낌이 들어요.

2. 医生说有轻微的腰椎间盘突出。
Yīshēng shuō yǒu qīngwēi de yāozhuījiānpán tūchū.
의사선생님이 경미한 허리디스크 돌출이 있다고 했습니다.

3. 这是您的MRI结果。我一边看影像，一边给您说明。
Zhè shì nín de MRI jiéguǒ. Wǒ yìbiān kàn yǐngxiàng, yìbiān gěi nín shuōmíng.
MRI 결과입니다. 영상을 보면서 설명해 드릴게요.

4. 选射波刀治疗的话可以完全切除，彻底治愈。
Xuǎn shèbōdāo zhìliáo de huà kěyǐ wánquán qiēchú, chèdǐ zhìyù.
첨단 레이저 수술법을 선택하면 완전히 제거되고, 완전히 치유할 수 있습니다.

生词

平时	píngshí	명 평상시, 평소
腰痛	yāotòng	명 요통
大腿	dàtuǐ	명 허벅지, 넓적다리
内侧	nèicè	안쪽
牵拉感	qiānlāgǎn	끌어당기는 느낌
僵硬	jiāngyìng	형 뻣뻣하다, 경직되다
沉重	chénzhòng	형 몹시 무겁다
脚底	jiǎodǐ	명 발바닥
轻微	qīngwēi	형 약하다, 경미하다
腰椎间盘突出	yāozhuījiānpán tūchū	허리디스크 돌출
姿势	zīshì	명 자세, 모양
弯腰	wānyāo	동 허리 굽히다
抬腿	tái tuǐ	다리를 들어 올리다
难以忍受	nányǐrěnshòu	참기가 어렵다
程度	chéngdù	명 정도
明确	míngquè	형 명확하다, 확실하다
诊断	zhěnduàn	동 진단하다
脑肿瘤	nǎozhǒngliú	명 뇌종양
偶然	ǒurán	부 우연히, 뜻밖에
影像	yǐngxiàng	명 영상

良性	liángxìng	형 양성의, 좋은 효과를 일으키는
听觉	tīngjué	명 청각
起源	qǐyuán	명 기원 동 기원하다
神经鞘	shénjīngqiào	신경초종
放射线	fàngshèxiàn	명 방사선
去除	qùchú	동 제거하다, 없애다
射波刀	shèbōdāo	첨단 레이저 수술법
定期检查	dìngqī jiǎnchá	정기검사
彻底	chèdǐ	형 철저하다, 철저히 하다
治愈	zhìyù	동 치유하다, 완치하다
费用	fèiyòng	명 비용, 지출

전문 의료 용어

MRI	자기 공명 영상
CT	컴퓨터 단층 사진

※ 射波刀(Cyber knife), 又称 "立体定位射波手术平台", 又称 "网络刀" 或 "电脑刀"。
射波刀는 입체 측정 첨단 레이저 수술법이라 하고, 또는 "网络刀" 혹은 "电脑刀"라고도 한다.

会话 1

腰痛(요통)

病 人: 医生, 我平时腰就不太好, 而最近两个月来大腿内侧老觉得有牵拉感疼痛, 腿部僵硬, 沉重。前几天开始觉得脚底也疼。
Yīshēng, wǒ píngshí yāo jiù bú tài hǎo, ér zuìjìn liǎng ge yuè lái dàtuǐ nèicè lǎo juéde yǒu qiānlāgǎn téngtòng, tuǐbù jiāngyìng, chénzhòng. Qián jǐ tiān kāishǐ juéde jiǎodǐ yě téng.

医 生: 从什么时候开始疼?
Cóng shénme shíhou kāishǐ téng?

病 人: 三年前, 那时医生说有轻微的腰椎间盘突出, 就做了两个月的药物治疗和物理治疗。
Sānnián qián, nà shí yīshēng shuō yǒu qīngwēi de yāozhuījiānpán tūchū, jiù zuò le liǎng ge yuè de yàowù zhìliáo hé wùlǐ zhìliáo.

医 生: 什么姿势最疼?
Shénme zīshì zuì téng?

病 人: 弯腰的时候最疼, 不过抬腿或坐久了也非常疼。
Wānyāo de shíhou zuì téng, búguò tái tuǐ huò zuò jiǔ le yě fēicháng téng.

医 生: 轻微不舒服为1, 疼痛难以忍受为10, 您的痛感程度是多少?
Qīngwēi bù shūfu wéi 1, téngtòng nányǐ rěnshòu wéi 10, nín de tònggǎn chéngdù shì duōshao?

病 人: 大概是8左右。说真的, 站也不舒服, 坐也不舒服, 躺着也疼, 睡不着觉。
Dàgài shì 8 zuǒyòu. Shuō zhēn de, zhàn yě bù shūfu, zuò yě bù shūfu, tǎng zhe yě téng, shuì bu zháo jiào.

医 生: 为了明确诊断, 先拍个X光, CT看看, 再告诉您怎么治疗。
Wèile míngquè zhěnduàn, xiān pāi ge X guāng, CT kànkan, zài gàosu nín zěnme zhìliáo.

会话 2

脑肿瘤(뇌종양)

(60岁以上男性病人听检查结果, 偶然发现肿瘤)
(Liùshí suì yǐshàng nánxìng bìngrén tīng jiǎnchá jiéguǒ, ǒurán fāxiàn zhǒngliú)

医 生: 这是您的MRI结果。我一边看影像, 一边给您说明。这里能看到一个肿瘤。
Zhè shì nín de MRI jiéguǒ. Wǒ yìbiān kàn yǐngxiàng, yìbiān gěi nín shuōmíng. Zhèlǐ néng kàndào yí ge zhǒngliú.

病 人: 是肿瘤吗? 不是癌症吗?
Shì zhǒngliú ma? Búshì áizhèng ma?

医 生: 不是癌症, 是良性肿瘤。
Bú shì áizhèng, shì liángxìng zhǒngliú.

病 人: 那该怎么治疗?
Nà gāi zěnme zhìliáo?

医 生: 这是起源于听觉神经鞘的肿瘤。请不用担心。由于这个肿瘤很小, 可以定期检查并观察。您也可以用放射线去除肿瘤的方法。叫射波刀。
Zhè shì qǐyuán yú tīngjué shénjīngqiào de zhǒngliú. Qǐng búyòng dānxīn. Yóuyú zhè ge zhǒngliú hěn xiǎo, kěyǐ dìngqī jiǎnchá bìng guānchá. Nín yě kěyǐ yòng fàngshèxiàn qùchú zhǒngliú de fāngfǎ. jiào shèbōdāo.

病 人: 不用开刀, 只定期检查可以吗?
Búyòng kāidāo, zhǐ dìngqī jiǎnchá kěyǐ ma?

医 生: 当然可以。但先选射波刀治疗的话可以完全切除, 彻底治愈, 只是费用高一些。
Dāngrán kěyǐ. Dàn xiān xuǎn shèbōdāo zhìliáo de huà kěyǐ wánquán qiēchú, chèdǐ zhìyù, zhǐshì fèiyòng gāo yìxiē.

어법

1. '老'의 용법

부사로 '늘·항상', '매우·몹시'의 뜻으로, 수사 앞에 쓰여 순서로 나타내기도 한다.

这里冬天老下雪。 여기는 겨울에 항상 눈이 내린다.
Zhèlǐ dōngtiān lǎo xià xuě.

太阳已经老高了。 태양이 벌써 매우 높이 떴다.
Tàiyáng yǐjīng lǎo gāo le.

大腿老觉得有牵拉感疼痛。 허벅지가 늘 끌어당기는 아픔을 느낍니다.
Dàtuǐ lǎo juéde yǒu qiānlāgǎn téngtòng.

我有两个女孩子, 老大是十五岁, 老二是十岁。
나는 여자 아이가 두 명 있는데, 큰 애는 15살이고, 둘째는 10살이다.
Wǒ yǒu liǎng ge nǚháizi, lǎo dà shì shíwǔ suì, lǎo èr shì shí suì.

2. '着'의 용법

'동+着' 형식으로 '~하고 있다, ~하고 있는 중이다'라는 뜻으로 동작이나 상태의 진행과 지속을 나타낸다.

门没关着, 开着呢。 문이 닫혀 있지 않고 열려 있다.
Mén méi guān zhe, kāi zhe ne.

他正等着我们。 그가 우리들을 기다리고 있다.
Tā zhèng děng zhe wǒmen.

躺着也疼, 睡不着觉。 누워 있어도 아파서, 잠을 이루지 못합니다.
Tǎng zhe yě téng, shuì bu zháo jiào.

我吃着饭看电视。 나는 밥 먹으면서 TV를 본다.
Wǒ chī zhe fàn kàn diànshì.

3. '一边 … 一边'의 용법

'~하면서 ~하다'의 뜻으로 두 가지 동작의 동시진행을 나타낸다.

我一边吃饭一边看报。 나는 밥을 먹으면서 신문을 봅니다.
Wǒ yìbiān chī fàn yìbiān kàn bào.

我喜欢一边跑步一边听音乐。 나는 달리면서 음악 듣는 것을 좋아한다.
Wǒ xǐhuan yìbiān pǎobù yìbiān tīng yīnyuè.

她上大学时一边上学一边工作。 그녀는 대학 때 공부하면서 일을 했다.
Tā shàng dàxué shí yìbiān shàngxué yìbiān gōngzuò.

我一边看影像，一边给您说明。 나는 영상을 보면서 설명을 해준다.
Wǒ yìbiān kàn yǐngxiàng, yìbiān gěi nín shuōmíng.

확장연습

1.

这几天	老	觉得	头疼。
Zhè jǐ tiān	lǎo	juéde	tóuténg.
			耳鸣
			ěrmíng
			胃疼
			wèiténg
			晕眩
			yūnxuàn

2.

别	躺	着	看书。
Bié	tǎng	zhe	kàn shū.
	趴		写字
	pā		xiě zì
	站		吃东西
	zhàn		chī dōngxi
	哭		说话
	kū		shuō huà

3.

我们	一边	喝茶	一边	聊天儿。
Wǒmen	yìbiān	hē chá	yìbiān	liáotiānr.
		唱歌		跳舞
		chàng gē		tiào wǔ
		说话		吃饭
		shuō huà		chī fàn
		看书		听音乐
		kàn shū		tīng yīnyuè

보충단어

耳鸣	ěrmíng	명 이명, 귀울림	晕眩	yūnxuàn	동 현기증이 나다
躺	tǎng	동 눕다	趴	pā	동 엎드리다
站	zhàn	동 서다, 멈추다	东西	dōngxi	명 물건
哭	kū	동 울다	喝茶	hē chá	동 차를 마시다
聊天儿	liáotiānr	동 잡담하다	唱歌	chàng gē	동 노래 부르다
跳舞	tiào wǔ	동 춤을 추다	音乐	yīnyuè	명 음악

연습 문제

1. '着'이 들어갈 알맞은 위치를 고르세요.

1) 别躺 □ 看 □ 书 □。
2) 他手拿 □ 笔 □ 写 □。
3) 我每天走 □ 去 □ 学校 □。
4) 我晚上骑 □ 自行车 □ 回家□。

2. 다음 질문에 알맞은 답하세요.

1) 您是来看检查报告吗? ____________________。
2) 腰疼有什么特征? ____________________。
3) 疼痛难以忍受为10, 您的痛感程度是多少? ____________________。
4) 射波刀治疗的话可以完全切除肿瘤吗? ____________________。

3. 제시된 단어 중에서 빈칸에 들어갈 알맞은 단어를 고르세요.

一边 … 一边	轻微的	起源于	老

1) 医生说我有医生说有__________腰椎间盘突出。
2) 这几天__________觉得脚底也疼。
3) 我__________看影像__________, 给您说明。
4) 这是__________听觉神经鞘的肿瘤。请不用担心。

4. 한국어를 중국어로 번역하세요.

1) 영상을 보면서 설명해 드릴게요. 여기에 종양이 보입니다.
2) 서 있어도 불편하고, 앉아 있어도 불편하고, 누워 있어도 아파서, 잠을 이루지 못합니다.
3) 허리 굽힐 때 가장 아프고, 다리를 들어 올리거나 오래 앉아 있을 때도 아주 아픕니다.
4) 방사선으로 종양 제거하는 방법을 사용할 수 있습니다.

补充

脑溢血 nǎoyìxuè	뇌출혈	癫痫 diānxián	간질
脑炎 nǎoyán	뇌염	脑膜炎 nǎomóyán	뇌막염
痴呆症 chīdāizhèng	치매	败血症 bàixuèzhèng	폐혈증
白血病 báixuèbìng	백혈병	血友病 xuèyǒubìng	혈우병
中枢神经 zhōngshūshénjīng	중추신경	末梢神经 mòshāoshénjīng	말초신경
脊椎疾病 jǐzhuī jíbìng	척추질환	脑血管疾病 nǎoxuèguǎn jíbìng	뇌혈관질환
三叉神经痛 sānchāshénjīngtòng	삼차 신경통	坐骨神经痛 zuògǔshénjīngtòng	좌골신경통
精神分裂症 jīngshénfēnlièzhèng	정신분열증	精神官能症 jīngshénguānnéngzhèng	신경기능장애

第 10 课

이비인후과
(耳鼻喉科)

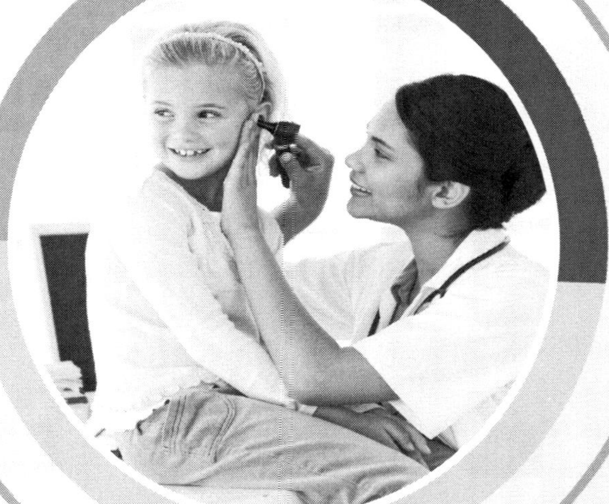

[요점 내용]

1. 不是两个星期前感冒刚治疗好了吗?
Bú shì liǎng ge xīngqī qián gǎnmào gāng zhìliáo hǎo le ma?
이주일 전에 막 감기 치료하지 않았나요?

2. 上个星期天淋了雨，现在鼻塞，擤鼻涕很难擤出来。
Shàng ge xīngqītiān lín le yǔ, xiànzài bísāi, xǐng bítì hěn nán xǐng chūlái.
지난주에 비에 젖었는데, 지금은 코가 막혀서, 코 푸는 데 아주 힘들어요.

3. 这是耳下腺瘤，长在面部耳垂周围，长得不小。
Zhè shì ěrxiàxiàn liú, zhǎng zài miànbù ěrchuí zhōuwéi, zhǎng de bùxiǎo.
이것은 이하선 종양으로, 안면 귓불 주위에 크게 자랐다.

4. 最近觉得面部疼痛，有点麻木，眼睛不容易闭上。
Zuìjìn juéde miànbù téngtòng, yǒu diǎn mámù, yǎnjing bù róngyì bìshàng.
최근 얼굴이 아프다고 느꼈고, 조금 마비도 있고, 눈을 감기가 어렵습니다.

生词

耳鼻喉科	ěrbíhóukē	이비인후과
鼻塞	bísāi	동 (비염 등으로 인해) 코가 막히다
呼吸	hūxī	동 호흡하다, 숨을 쉬다
困难	kùnnan	형 곤란하다, 어렵다
淋雨	línyǔ	동 비에 젖다
擤鼻涕	xǐng bítì	콧물을 풀다
黄色	huángsè	명 노랑, 노란색
粘稠	niánchóu	진득진득
症状	zhèngzhuàng	명 증상, 증후
嗓子	sǎngzi	명 목구멍
发烧	fāshāo	동 열이 나다
头昏沉沉	tóu hūnchénchén	머리가 띵하다
慢性鼻窦炎	mànxìng bídòuyán	만성 부비강염
抗生素	kàngshēngsù	명 항생제, 항생물질
食盐水	shíyánshuǐ	식염수
帮助	bāngzhù	동 돕다
缓解	huǎnjiě	동 완화하다, 호전되다
耳下腺瘤	ěrxiàxiàn liú	이하선 종양

包块	bāokuài	명 혹
面部	miànbù	명 얼굴, 안면
任何	rènhé	대 어떠한, 무슨
耳垂	ěrchuí	명 귓불, 귓방울
周围	zhōuwéi	명 주위, 주변
麻木	mámù	형 마비되다, 저리다
眼睛	yǎnjing	명 눈
闭上	bìshàng	감다
马上	mǎshàng	부 곧, 즉시
预约	yùyuē	동 예약하다
愈合	yùhé	동 (상처가) 아물다
切口部位	qiēkǒu bùwèi	수술자리 부위
痒	yǎng	형 가렵다, 간지럽다
抓	zhuā	동 긁다, 꽉 쥐다
消毒	xiāodú	동 소독하다
疤痕	bāhén	명 상처, 흉터
盖住	gàizhù	덮다
几乎	jīhū	부 거의, 모두
看不到	kàn bú dào	볼 수 없다

会话 1

鼻塞(코 막힘)

病 人: 您好，我鼻子又鼻塞了，感觉到呼吸困难。
Nín hǎo, wǒ bízi yòu bísāi le, gǎnjué dào hūxī kùnnan.

医 生: 不是两个星期前感冒刚治疗好了吗?
Bú shì liǎng ge xīngqī qián gǎnmào gāng zhìliáo hǎo le ma?

病 人: 是啊，上个星期天淋了雨，现在鼻塞，擤鼻涕很难擤出来。
Shì a, shàng ge xīngqītiān lín le yǔ, xiànzài bísāi, xǐng bítì hěn nán xǐng chūlái.

擤出来的都是黄色粘稠，而且过一会儿又塞住了。
Xǐng chūlái de dōu shì huángsè niánchóu, érqiě guò yíhuìr yòu sāi zhù le.

医 生: 让我检查看看。还有其他症状吗? 有头疼，嗓子疼，发烧等症状吗?
Ràng wǒ jiǎnchá kànkan. Hái yǒu qítā zhèngzhuàng ma? Yǒu tóu téng, sǎngzi téng, fāshāo děng zhèngzhuàng ma?

病 人: 有，头昏沉沉。
Yǒu, tóu hūnchénchén.

医 生: 您得的是慢性鼻窦炎。我给您开个抗生素的药，早晚用食盐水洗鼻子。这样可以帮助缓解症状。
Nín dé de shì mànxìng bídòuyán. Wǒ gěi nín kāi ge kàngshēngsù de yào, zǎowǎn yòng shíyánshuǐ xǐ bízi. Zhèyàng kěyǐ bāngzhù huǎnjiě zhèngzhuàng.

会话 2 耳下腺瘤(이하선 종양)

病 人: 我耳下长了一个包块, 您看看这是什么。
Wǒ ér xià zhǎng le yí ge bāokuài, nín kànkan zhè shì shénme.

医 生: 这是耳下腺瘤, 长在面部耳垂周围, 长得不小, 应该有十年了吧? 会痛吗?
Zhè shì ěrxiàxiàn liú, zhǎng zài miànbù ěrchuí zhōuwéi, zhǎng de bù xiǎo, yīnggāi yǒu shí nián le ba? Huì tòng ma?

病 人: 以前我一点都不知道, 没有任何感觉, 最近觉得面部疼痛, 有点麻木, 眼睛不容易闭上。
Yǐqián wǒ yìdiǎn dōu bù zhīdào, méiyǒu rènhé gǎnjué, zuìjìn juéde miànbù téngtòng, yǒu diǎn mámù, yǎnjing bù róngyì bìshàng.

医 生: 先做个检查。马上预约动手术时间吧。 (手术后)
Xiān zuò ge jiǎnchá. Mǎshàng yùyuē dòng shǒushù shíjiān ba.

医 生: 您耳下腺瘤切除的手术很成功, 一切都好吗?
Nín ěrxiàxiàn liú qiēchú de shǒushù hěn chénggōng, yíqiè dōu hǎo ma?

病 人: 都好, 就是手术的伤口还很痛。
Dōu hǎo, jiùshì shǒushù de shāngkǒu hái hěn tòng.

医 生: 那当然啊。伤口开始愈合时, 切口部位有时会感觉到痒, 请不要抓。我们消毒一下。
Nà dāngrán a. Shāngkǒu kāishǐ yùhé shí, qiēkǒu bùwèi yǒu shí huì gǎnjué dào yǎng, qǐng bú yào zhuā. Wǒmen xiāodú yíxià.

病 人: 会不会留下疤痕?
Huì bú huì liúxià bāhén?

医 生: 手术后多少会留下一点儿疤痕, 但头发盖住, 几乎看不到。
Shǒshù hòu duōshao huì liúxià yìdiǎnr bāhén, dàn tóufa gàizhù, jīhū kàn bú dào.

어법

1. '又', '再'의 구별

'又'는 과거의 동작 반복으로 동사 앞에 위치하며, '了'를 동반한다.

刚买了一件衣服，我又买了一个提包。
방금 옷을 샀는데, 나는 가방을 또 샀다.
Gāng mǎi le yí jiàn yīfu, wǒ yòu mǎi le yí ge tíbāo.

昨天他去医院了，今天他又去医院了。
어제 그는 병원에 갔는데, 오늘 또 병원에 갔다.
Zuótiān tā qù yīyuàn le, jīntiān tā yòu qù yīyuàn le.

您好，我鼻子又鼻塞了，感觉到呼吸困难。
안녕하세요, 코가 또 막혀서, 호흡이 곤란합니다.
Nín hǎo, wǒ bízi yòu bísāi le, gǎnjué dào hūxī kùnnan.

擤出来的都是黄色粘稠，而且过一会儿又塞住了。
코 푸는 데 모두 황석으로 끈끈하고, 또한 잠시 후에 또 막힙니다.
Xǐng chūlái de dōu shì huángsè niánchóu, érqiě guò yíhuìr yòu sāi zhù le.

'再'는 미래의 동작 반복으로 동사 앞에 위치하며, '능원동사+再'의 형태로 나타내기도 한다.

他不在，我明天再来吧。 그는 없어요, 내일 다시 올게요.
Tā bú zài, wǒ míngtiān zài lái ba.

明天我们再去医院检查吧。 내일 우리들 다시 검사받으러 병원 가요.
Míngtiān wǒmen zài qù yīyuàn jiǎnchá ba.

你说什么？能再说一遍吗？ 당신은 무슨 말인가요? 다시 한 번 말해주세요?
Nǐ shuō shénme? Néng zài shuō yí biàn ma?

2. 결과보어 '到', '住', '上', '下'

결과보어는 '동사+결과보어'의 형식으로 동작의 결과를 보충한다.

感觉到呼吸困难。 호흡이 곤란함을 느낍니다.
Gǎnjué dào hūxī kùnnan.

切口部位有时会感觉到痒。 상처부위가 가려움을 느낄 수 있어요.
Qiēkǒu bùwèi yǒu shí huì gǎnjué dào yǎng.

眼睛不容易闭上。 눈을 감기 어렵다.
yǎnjing bù róngyì bì shàng.

会不会留下疤痕? 흉터가 남을까요?
Huì bú huì liú xià bāhén?

3. 가능보어(2)

가능보어는 '동사+得/不+보어(결과보어/방향보어)'의 형태로 쓰이며, 동작의 가능 여부를 나타낸다.

眼睛容易闭得上(闭不上)。 눈을 쉽게 감을 수 있다(없다).
Yǎnjing róngyì bì de shàng(bì bu shàng).

这个教室坐得下(坐不下)三十个人吗?
이 교실에 30명이 앉을 수 있나요(없나요)?
Zhè ge jiàoshì zuò de xià (zuò bu xià) sānshí ge rén ma?

手术后多少会留下一点儿疤痕, … 几乎看不到。
수술 후에 조금은 흉터가 남을 겁니다. ~ 거의 볼 수가 없습니다.
Shǒushù hòu duōshao huì liúxià yìdiǎnr bāhén, … jīhū kàn bu dào.

확장연습

1.

我的 Wǒ de	鼻子 bízi	又 yòu	出血 chūxiě	了。le.
	肚子 dùzi		大 dà	
	头发 tóufa		长 cháng	
	嘴唇 zhuǐchún		破 pò	

2.

头 Tóu	感觉到 gǎnjué dào	昏沉沉的。hūnchénchén de.
皮肤 Pífū		痒痒的 yǎngyǎng de
腰 Yāo		酸酸的 suānsuān de
耳朵 Ěrduo		痛痛的 tòngtòng de

3.

会不会 Huì bú huì	留下 liúxià	疤痕? bāhén?
	盖住 gàizhù	头发 tóufa
	擤出 xǐngchū	鼻涕 bítì
	感觉到 gǎnjué dào	麻木 mámù

보충단어

肚子	dùzi	명 배	嘴唇	zhuǐchún	명 입술
破	pò	동 찢어지다, 해지다	皮肤	pífū	명 피부
酸	suān	형 몸이 시큰하다	耳朵	ěrduo	명 귀
盖住	gàizhù	동 덮다	感觉	gǎnjué	동 느끼다

연습 문제

1. 제시된 '出来', '到', '下', '住', '上' 결과보어를 선택해서 빈칸에 써주세요.

1) 擤鼻涕很难擤＿＿＿＿＿＿＿。
2) 头发可以盖＿＿＿＿＿＿耳朵。
3) 手术会不会留＿＿＿＿＿＿疤痕。
4) 睡觉时眼睛要闭＿＿＿＿＿＿＿。
5) 我鼻塞感觉＿＿＿＿＿＿呼吸困难。

2. 다음 질문에 답하세요.

1) 感冒的症状有些什么? ＿＿＿＿＿＿＿＿＿＿。
2) 耳下腺瘤长在哪儿? ＿＿＿＿＿＿＿＿＿＿。
3) 用食盐水洗鼻子有帮助吗? ＿＿＿＿＿＿＿＿＿＿。
4) 你动过手术吗? 什么病? ＿＿＿＿＿＿＿＿＿＿。

3. 제시된 단어 중에서 빈칸에 들어갈 알맞은 단어를 고르세요.

疤痕	麻木	痒	塞	愈合

1) 手术后多少会留下一点儿＿＿＿＿＿＿。
2) 伤口开始＿＿＿＿＿＿时，切口部位有时会感觉到。
3) 我鼻子又＿＿＿＿＿＿了，感觉到呼吸困难。
4) 最近觉得面部疼痛，有点＿＿＿＿＿＿，眼睛不容易闭上。

4. 한국어를 중국어로 번역하세요.

1) 이주일 전에 막 감기 치료하지 않았나요?
2) 지금은 코가 막혀서, 코 푸는 데 아주 힘들어요.
3) 상처가 아물 때, 상처부위가 가려움을 느낄 수 있어요.
4) 이하선 종양 제거 수술은 아주 성공입니다.

补充

口炎 kǒuyán	구내염	耳聋 ěrlóng	청력이 감퇴하다
重听 zhòngtīng	귀가 잘 들리지 않다	耳鸣症 ěrmíngzhèng	이명증
咽喉炎 yānhóuyán	인후염	耳垢多 ěrgòu duō	귀지가 많다
中耳炎 zhōng'ěryán	중이염	流鼻血 liú bíxuè	코피를 흘리다
打喷嚏 dǎpēntì	재채기를 하다	打鼾(打呼鲁) dǎhān(dǎhūlǔ)	코를 골다
嗅觉障碍 xiùjué zhàng'ài	후각장애	外耳道炎 wài'ěrdàoyán	외이도염
扁桃腺炎 biǎntáoxiànyán	편도선염	听觉障碍 tīngjué zhàng'ài	청각장애
流清鼻涕 liú qīng bítì	맑은 콧물을 흘리다	听力减退 tīnglì jiǎntuì	청력감퇴
流黄鼻涕 liú huáng bítì	누런 콧물을 흘리다	张口呼吸 zhāngkǒu hūxī	입을 벌리고 호흡하다
鼻子痒痒的 bízi yǎngyǎng de	코가 간질거리다	过敏性鼻炎 guòmǐnxìng bíyán	알레르기성 비염
淤血性鼻炎 yūxuèxìng bíyán	울혈성 비염	萎缩性鼻炎 wěisuōxìng bíyán	위축성 비염

睡眠呼吸暂停综合症
shuìmián hūxī zàntíng zōnghézhèng
수면무호흡증, 수면무호흡증후군

第11课

치과
(牙科)

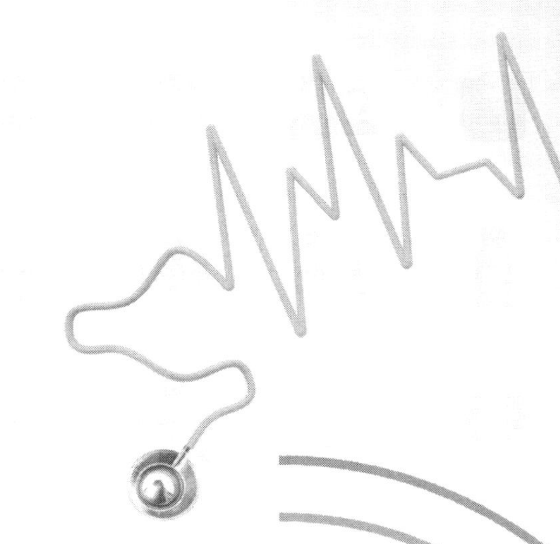

[요점 내용]

1. 我牙齿很疼，牙龈好像肿了似的。
Wǒ yáchǐ hěn téng, yáyín hǎoxiàng zhǒng le sì de.
이가 너무 아파요, 잇몸이 부은 것 같아요.

2. 您的牙齿容易在牙缝上堆积食物。
Nín de yáchǐ róngyì zài yáfèng shàng duījī shíwù.
당신의 치아는 잇새 위에 음식이 쌓이기 쉽습니다.

3. 这颗坏得厉害要拔掉。我建议您做种植牙。
Zhè kē huài de lìhai yào bá diào. Wǒ jiànyì nín zuò zhòngzhíyá.
이 치아는 아주 심하게 썩어서, 뽑아야 합니다. 임플란트를 하는 게 좋을 듯합니다.

4. 这个种植钉跟骨头结合一般需要三到六个月的时间。
Zhè ge zhòngzhídīng gēn gǔtou jiéhé yìbān xūyào sān dào liù ge yuè de shíjiān.
이 임플란트 본체가 뼈와 결합하는데 일반적으로 3~6개월의 시간이 필요합니다.

生词

牙周炎	yázhōuyán	[명] 치주염
牙齿	yáchǐ	[명] 이, 치아
牙龈	yáyín	[명] 치은, 잇몸
好像 … 似的	hǎoxiàng … sì de	마치 ~ 같다
正在	zhèngzài	[부] 지금 ~하고 있다(동작, 행위의 진행)
浓肿	nóngzhǒng	심하게 붓다
动摇	dòngyáo	[동] 동요하다, 흔들리다
导致	dǎozhì	[동] 야기하다, 초래하다
牙石	yáshí	[명] 치석
牙菌斑	yájūnbān	플라그
口腔卫生	kǒuqiāng wèishēng	구강위생
刷牙	shuā yá	[동] 이를 닦다, 양치질하다
牙缝	yáfèng	[명] 잇새, 윗니와 아랫니 사이
堆积	duījī	[동] 쌓여 있다, 쌓이다
食物	shíwù	[명] 음식물
洁治	jiézhì	[동] 치석제거(齿石除去), 스케일링하다
刮治	guāzhì	치주수술(치아 및 치아뿌리 깊은 곳의 치석 등을 깨끗이 제거)
要命	yàomìng	[부] 아주, 몹시 [동] 죽을 지경이다
颗	kē	[명] [양] 알

发酸	fāsuān	형 시리다
嚼	jiáo	동 씹다
坏	huài	형 나쁘다, 불량하다
厉害	lìhai	형 대단하다, 무섭다
拔	bá	동 뽑다, 빼다
建议	jiànyì	동 건의하다, 제기하다
种植牙	zhòngzhíyá	명 임플란트(implant)
协调员	xiétiáoyuán	코디네이터
种植钉	zhòngzhídīng	임플란트 본체
打进去	dǎ jìnqù	박아 넣다
骨头	gǔtou	명 뼈
跟 … 结合	gēn … jiéhé	~와 결합하다
整个	zhěngge	명 온, 모든 것
过程	guòchéng	명 과정
大体上	dàtǐshàng	대체로
护理	hùlǐ	동 돌보다, 간호하다
天然	tiānrán	형 자연의, 천연의
寿命	shòumìng	명 수명

会话 1

牙周炎(치주염)

病 人: 我牙齿很疼，牙龈好像肿了似的。
Wǒ yáchǐ hěn téng, yáyín hǎoxiàng zhǒng le sì de.

护 士: 您没有预约，请等一下，院长正在看病人呢。
Nín méiyǒu yùyuē, qǐng děng yíxià, yuànzhǎng zhèngzài kàn bìngrén ne.

医 生: 您的牙周浓肿，牙齿有点动摇。
Nín de yázhōu nóngzhǒng, yáchǐ yǒu diǎn dòngyáo.

病 人: 为什么有牙周炎呢?
Wèishénme yǒu yázhōuyán ne?

医 生: 导致牙周炎的主要原因是牙石和牙菌斑。您平时注意口腔卫生吗?
Dǎozhì yázhōuyán de zhǔyào yuányīn shì yáshí hé yájūnbān. Nín píngshí zhùyì kǒuqiāng wèishēng ma?

病 人: 我每天早晚都刷牙啊。
Wǒ měitiān zǎowǎn dōu shuā yá a.

医 生: 那还不行，您的牙齿容易在牙缝上堆积食物，所以饮食后一定要刷牙。
Nà hái bùxíng, nín de yáchǐ róngyì zài yáfèng shàng duījī shíwù, suǒyǐ yǐnshí hòu yídìng yào shuā yá.

病 人: 那我该怎么治疗?
Nà wǒ gāi zěnme zhìliáo?

医 生: 先给您洁治和刮治。
Xiān gěi nín jiézhì hé guāzhì.

会话 2

种植牙(임플란트)

病　人: 我的牙疼得要命。下边最后一颗牙，吃冷的、热的食物时，会
Wǒ de yá téng de yàomìng. Xiàbiān zuìhòu yì kē yá, chī lěng de、rè de shíwù shí, huì

特别发酸，不能嚼东西。
tèbié fāsuān, bù néng jiáo dōngxi.

医　生: 我检查一下，这颗坏得厉害要拔掉。我建议您做种植牙。
Wǒ jiǎnchá yíxià, zhè kē huài de lìhai yào bá diào. Wǒ jiànyì nín zuò zhòngzhíyá.

请协调员向您说明。
Qǐng xiétiáoyuán xiàng nín shuōmíng.

协调员: 种植牙治疗时期比较长。首先一期是把种植钉打进骨头里去。
Zhòngzhíyá zhìliáo shíqī bǐjiào cháng. Shǒuxiān yìqī shì bǎ zhòngzhídīng dǎjìn gǔtou lǐ qù.

这个种植钉跟骨头结合一般需要三到六个月的时间。
Zhè ge zhòngzhídīng gēn gǔtou jiéhé yìbān xūyào sān dào liù ge yuè de shíjiān.

等它和骨头长在一起后，才能做后期手术。因此，整个过程至
Děng tā hé gǔtou zhǎng zài yìqǐ hòu, cái néng zuò hòuqī shǒushù. Yīncǐ, zhěng ge

少需要六个月左右。
guòchéng zhìshǎo xūyào liù ge yuè zuǒyòu.

病　人: 种植牙是不是很贵?
Zhòngzhíyá shì bú shì hěn guì?

协调员: 根据材料的不同价钱也不同，不过大体上是一颗一百万韩元
Gēnjù cáiliào de bùtóng jiàqián yě bùtóng, búguò dàtǐshàng shì yì kē yì bǎi wàn

左右。要是您护理得好，牙齿使用的时间基本上非常接近
hányuán zuǒyòu. Yàoshì nín hùlǐ de hǎo, yáchǐ shǐyòng de shíjiān jīběnshang

天然牙齿的寿命。您今天要做吗?
fēicháng jiējìn tiānrán yáchǐ de shòumìng. Nín jīntiān yào zuò ma?

어법

1. '好像 … 似的'의 용법

'마치 ~같다'의 뜻으로 나타낸다.

你好像刚来学校似的。 너는 방금 학교에 온 것 같다.
Nǐ hǎoxiàng gāng lái xuéxiào sì de.

好像有什么心事似的。 무슨 걱정이 있는 것 같다.
Hǎoxiàng yǒu shénme xīnshì sì de.

我牙齿很疼，牙龈好像肿了似的。 나는 이가 너무 아파요. 잇몸이 부은 것 같아요.
Wǒ yáchǐ hěn téng, yáyín hǎoxiàng zhǒng le sì de.

2. '正在(在, 正)'의 용법

'正在' '在' '正' 모두 '~ 하고 있다'라는 뜻으로 진행을 나타낸다. '正'은 부사로 동작의 진행을 강조하고, '在'는 부사로 상태를 강조하며, '正在'는 둘 다 포함한다. 뒤에 보통 '呢'를 많이 붙인다.

他在休息呢。 그는 휴식 중이다.
Tā zài xiūxi ne.

现在外边正下雨呢。 현재 밖에 비가 내리고 있다.
Xiànzài wàibiān zhèng xià yǔ ne.

院长现在正在看病人。 의사선생님은 현재 환자를 진찰하고 계십니다.
Yuànzhǎng xiànzài zhèngzài kàn bìngrén.

3. 양사(量词)

양사는 사람과 사물의 수나 양을 셀 때 쓰이며, '这/那+수사+양사+명사' 형태로 나타낸다. 명사에 쓰이는 양사는 사물의 성질이나 형상에 따라 각각 정해져 있으며 종류도 많고 쓰임도 복잡하다.

这两本书 zhè liǎng běn shū 책 두 권	一颗牙 yì kē yá 치아 한 개	一位老师 yí wèi lǎoshī 선생님 한 분	一件衣服 yí jiàn yīfu 옷 한 벌
一只鸟 yì zhī niǎo 새 한 마리	一辆车 yí liàng chē 차 한 대	一套房子 yí tào fángzi 집 한 채	一双鞋子 yì shuāng xiézi 신발 한 쌍

* 명사는 같고 양사가 다른 예문

一粒药 yí lì yào 약 한 알	一剂药 yí jì yào 약 한 제	一服药 yì fú yào 약 한 첩	一碗药 yì wǎn yào 약 한 사발
一勺药 yì sháo yào 약 한 수저	一包药 yì bāo yào 약 한 봉지	一盒药 yì hé yào 약 한 갑	一瓶药 yì píng yào 약 한 병

확장연습

1.

最近天气 Zuìjìn tiānqì 痛得 Tòng de 屋里安静得 Wūlǐ ānjìng de 忙得 Máng de	好像 hǎoxiàng	刮台风 guā táifēng 要死掉 yào sǐ diào 没有人 méiyǒu rén 蜜蜂 mìfēng	似的。 sì de.

2.

医生 Yīshēng 老师 Lǎoshī 护士 Hùshi 病人 Bìngrén	正在 zhèngzài	看病人。 kàn bìngrén. 上课 shàng kè 打针 dǎ zhēn 休息 xiūxi

3.

我的 Wǒ de	牙 yá 头 tóu 腰 yāo 肚子 dùzi	疼 téng 痛 tòng 酸 suān 饿 è	得 de	要命。 yàomìng.

보충단어

刮台风	guā táifēng	바람이 불다	死掉	sǐ diào	죽어버리다
安静	ānjìng	형 조용하다	忙得	máng de	바쁘다
蜜蜂	mìfēng	명 꿀벌	护士	hùshi	명 간호사
打针	dǎ zhēn	동 주사를 놓다(맞다)	休息	xiūxi	동 휴식하다
头痛	tóu tòng	동 머리가 아프다	腰酸	yāo suān	허리가 시큰하다
肚子	dùzi	명 배, 복부	饿	è	형 배고프다

연습 문제

1. '正在'가 들어갈 알맞은 위치를 고르세요.

1) □ 医生 □ 看 □ 病人 □。

2) □ 医生 □ 拔 □ 病人的牙齿 □。

3) □ 病人 □ 病房里 □ 休息 □。

4) □ 我们 □ 教室里 □ 上课 □。

2. 다음 질문에 답하세요.

1) 您哪颗牙最痛? ____________________。

2) 为什么有牙周炎呢? ____________________。

3) 种植牙是不是很贵? ____________________。

4) 牙科医生正在做什么? ____________________。

3. 제시된 단어 중에서 빈칸에 들어갈 알맞은 단어를 고르세요.

堆积	护理	发酸	导致

1) __________牙周炎的主要原因是牙石和牙菌斑。

2) 吃冷，热食物，会特别__________，不能嚼东西。

3) 种植牙 __________得好，基本上就非常接近天然牙齿的寿命。

4) 像您的牙齿容易在牙缝上__________食物。

4. 한국어를 중국어로 번역하세요.

1) 이가 너무 아파요, 잇몸이 부은 것 같아요.

2) 이 치아는 아주 심하게 썩어서, 뽑아야 합니다.

3) 재료에 따라 가격도 다릅니다.

4) 당신의 치아는 잇새 위에 음식이 쌓이기 쉽습니다.

补充

龋病(虫牙, 蛀牙) qŭbìng(chóngyá, zhùyá)	충치	义齿 yìchǐ	의치, 틀니
虎牙 hŭyá	덧니	缝合 fénghé	봉합
齿槽骨 chǐcháogŭ	치조골	唾液 tuòyè	타액, 침
乳牙 rŭyá	젖니	恒牙 héngyá	영구치
犬牙 quănyá	송곳니	门牙 ményá	앞니
智齿 zhìchǐ	사랑니	牙套 yátào	교정기
上颚 shàng`è	상악	象牙质 xiàngyázhì	치아의 상아질
牙龈炎 yáyínyán	잇몸염증	除口臭 chú kŏuchòu	구취 제거
牙龈(牙床) yáyín(yáchuáng)	잇몸	永久充填 yŏngjiŭ chōngtián	영구봉
牙齿矫正 yáchǐ jiăozhèng	치아교정	磨掉牙尖 módiào yájiān	치아 끝을 갈다
牙齿突出 yáchǐ tūchū	치아가 돌출되다	口腔健康 kŏuqiāng jiànkāng	구강건강
牙齿美白 yáchǐ mĕibái	치아미백	磨牙(大臼齿) móyá(dà jiùchǐ)	큰 어금니
前磨牙(小臼齿) qián móyá(xiăo jiùchǐ)	작은 어금니	下巴关节障碍 xiàba guānjié zhàng'ài	턱관절장애

第12课

산부인과
(妇产科)

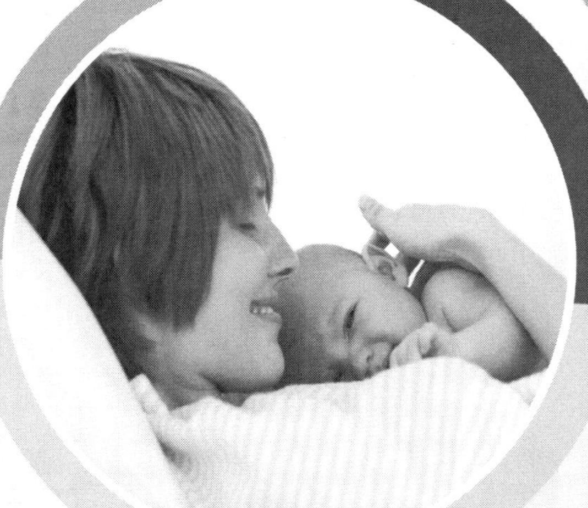

[요점 내용]

1. 您听到胎儿心跳的声音吗? 恭喜您, 怀孕六周了。
Nín tīngdào tāi'ér xīntiào de shēngyīn ma? Gōngxǐ nín, huáiyùn liùzhōu le.
태아 심장박동 소리가 들리나요? 축하드립니다, 임신 6주입니다.

2. 怀孕初期要小心, 请勿拿重的东西.
Huáiyùn chūqī yào xiǎoxīn, qǐng wù ná zhòng de dōngxi.
임신 초기는 조심하시고, 무거운 물건을 들지 마세요.

3. 您什么时候做过子宫颈癌检查?
Nín shénme shíhou zuò guo zǐgōngjǐng'ái jiǎnchá?
자궁경부암 검사를 언제 하셨나요?

4. 请上检查台。不用紧张, 我尽量快点结束。
Qǐng shàng jiǎnchátái. Búyòng jǐnzhāng, wǒ jǐnlliàng kuài diǎn jiéshù.
검사대에 오르세요, 긴장하지 마시고, 되도록 빨리 끝내도록 할게요.

生词

月经	yuèjīng	동 월경, 생리
孕验棒	yùnyànbàng	임신테스트기
测	cè	동 측정하다
显示	xiǎnshì	동 현시하다, 내보이다
怀孕	huáiyùn	동 임신하다
恭喜	gōngxǐ	동 축하하다
显示器	xiǎnshìqì	명 모니터
超声波检查	chāoshēngbō jiǎnchá	초음파 검사
胎儿	tāi'ér	명 태아
心跳	xīn tiào	동 심장이 뛰다, 가슴이 두근거리다
流产	liúchǎn	동 유산하다
勿	wù	부 ~해서는 안 된다, ~하지 마라
如果 … 的话	rúguǒ … de huà	만약 ~이라면
赶快	gǎnkuài	부 황급히, 재빨리
害喜	hàixǐ	동 입덧을 하다
尽量	jǐnliàng	부 가능한 한, 되도록
健康食品	jiànkāng shípǐn	건강식품
避免	bìmiǎn	동 피하다, 모면하다
过劳	guòláo	형 과로하다
压力	yālì	명 압력, 스트레스

子宫颈癌	zǐgōngjǐng'ái	자궁경부암
停经	tíngjīng	폐경
下腹	xiàfù	명 하복, 아랫배
妇产科	fùchǎnkē	명 산부인과
阴道出血	yīndào chūxuè	질 출혈
不管	bùguǎn	접 ~을 막론하고, ~에 관계없이
乳房	rǔfáng	명 유방, 젖가슴
内诊	nèizhěn	명 내진
肉眼	ròuyǎn	명 육안, 맨눈
细菌	xìjūn	명 세균
采集	cǎijí	동 채집하다, 수집하다
确认	quèrèn	동 확인하다
检体	jiǎntǐ	검체
检查台	jiǎnchátái	검사대
紧张	jǐnzhāng	형 긴장해 있다, 불안하다
结束	jiéshù	동 끝나다, 마치다

会话 1

怀孕(임신)

孕 妇: 我已有两个月没来月经了，我用孕验棒测了，结果显示怀孕了。
Wǒ yǐ yǒu liǎng ge yuè méi lái yuèjīng le, wǒ yòng yùnyànbàng cè le, jiéguǒ xiǎnshì huáiyùn le.

医 生: 是吗？恭喜您。您最后一次月经是什么时候？
Shì ma? Gōngxǐ nín. Nín zuìhòu yí cì yuèjīng shì shénme shíhou?

孕 妇: 三月六日。
Sān yuè liù rì.

医 生: 首先做个超声波检查确认怀孕。
Shǒuxiān zuò ge chāoshēngbō jiǎnchá quèrèn huáiyùn.

(一边做超声波检查，一边让孕妇看到显示器)
(Yìbiān zuò chāoshēngbō jiǎnchá, yìbiān ràng yùnfù kàndào xiǎnshìqì.)

您听到胎儿心跳的声音吗？恭喜您，怀孕六周了。
Nín tīng dào tāi'ér xīn tiào de shēngyīn ma? Gōngxǐ nín, huáiyùn liù zhōu le.

孕 妇: 其实半年前我曾流过产。
Qíshí bàn nián qián wǒ céng liú guo chǎn.

医 生: 是这样啊。怀孕初期要小心，请勿拿重的东西. 下次就诊时，
Shì zhèyàng a. Huáiyùn chūqī yào xiǎoxīn, qǐng wù ná zhòng de dōngxi. Xià cì jiù

要进行产前检查中的血液检查。如果您有出血或肚子疼的话，
zhěn shí, yào jìnxíng chǎn qián jiǎnchá zhōng de xuèyè jiǎnchá. Rúguǒ nín yǒu chūxiě huò dùzi

请赶快来医院。您可能会害喜，要尽量吃健康食品，避免过劳
téng de huà, qǐng gǎnkuài lái yīyuàn. Nín kěnéng huì hàixǐ, yào jǐnliàng chī jiànkāng shípǐn, bìmiǎn guò

和受压力。
láo hé shòu yālì.

会话 2 子宫颈癌(자궁경부암)

病 人: 您好，我已经停经了，但最近老下腹疼，还阴道出血。
Nín hǎo, wǒ yǐjīng tíngjīng le, dàn zuìjìn lǎo xiàfù téng, hái yīndào chūxuè.

医 生: 您什么时候做过子宫颈癌检查?
Nín shénme shíhou zuò guo zǐgōngjǐng'ái jiǎnchá?

病 人: 四年前做过后就没做了。不是停经了就不用检查了吗?
Sì nián qián zuò guo hòu jiù méi zuò le. Bú shì tíngjīng le jiù bú yòng jiǎnchá le ma?

医 生: 不是，不管是不是停经一般是两年检查一次。
Bú shì, bùguǎn shì bu shì tíngjīng yìbān shì liǎng nián jiǎnchá yí cì.

您有过乳房疾病吗?
Nín yǒu guo rǔfáng jíbìng ma?

病 人: 没有，我除了有点高血压以外没有什么特别的疾病。
Méiyǒu, wǒ chúle yǒu diǎn gāoxuèyā yǐyài méiyǒu shénme tèbié de jíbìng.

医 生: 好，那我们先通过内诊，进行肉眼初步诊断，内诊检查同时进行细菌检查，并采集为确认宫颈癌所需的检体。之后为您做超声波检查。
Hǎo, nà wǒmen xiān tòngguo nèizhěn, jìnxíng ròuyǎn chūbù zhěnduàn, nèizhěn jiǎnchá tóngshí jìnxíng xìjūn jiǎnchá, bìng cǎijí wèi quèrèn gōngjǐng'ái suǒxū de jiǎntǐ. Zhīhòu wèi nín zuò chāoshēngbō jiǎnchá.

病 人: 马上可以知道结果吗?
Mǎshàng kěyǐ zhīdào jiéguǒ ma?

医 生: 内诊和超声波检查立刻可以知道。但宫颈癌和细菌检查要一周以后才能知道结果。请上检查台。不用紧张，我尽量快点结束。
Nèizhěn hé chāoshēngbō jiǎnchá lìkè kěyǐ zhīdào. Dàn gōngjǐng'ái hé xìjūn jiǎnchá yào yì zhōu yǐhòu cái néng zhīdào jiéguǒ. Qǐng shàng jiǎnchátái. Bú yòng jǐnzhāng, wǒ jǐnlliàng kuài diǎn jiéshù.

어법

1. '如果 … 的话'의 용법

'만약 ~이라면'의 뜻으로 나타낸다.

如果下雪的话，我就不来。 눈이 내리면, 난 안 오겠다.
Rúguǒ xià xuě de huà, wǒ jiù bù lái.

如果有钱的话，我想去美国留学。 돈이 있다면, 나는 미국으로 유학 가고 싶다.
Rúguǒ yǒu qián de huà, wǒ xiǎng qù Měiguó liúxué.

如果你想吃的话，给我打电话吧。 만약 먹고 싶다면, 나에게 전화 줘요.
Rúguǒ nǐ xiǎng chī de huà, gěi wǒ dǎ diànhuà ba.

如果您有出血的话，请赶快来医院。 만약 출혈이 있다면, 빨리 병원으로 오세요.
Rúguǒ nín yǒu chūxiě de huà, qǐng gǎnkuài lái yīyuàn.

2. '尽量'의 용법

'尽量'은 부사로 '가능한 한, 되도록, 될 수 있는 대로'의 뜻으로 나타낸다.

早上尽量快点吃饭。 아침에 되도록 좀 빨리 밥을 먹어요.
Zǎoshang jǐnliàng kuài diǎn chī fàn.

现在你尽量冷静下来。 지금 가능한 한 침착하세요.
Xiànzài nǐ jǐnliàng lěngjìng xiàlái.

您可能会害喜，要尽量吃健康食品。
입덧이 있을 수 있으니, 되도록 건강식품을 드세요.
Nín kěnéng huì hàixǐ, yào jǐnliàng chī jiànkāng shípǐn.

3. '不管'의 용법

접속사 '不管'은 '~을 막론하고, ~에 관계없이'의 뜻으로 뒤에 '都'와 '也' 등이 온다.

不管老师去不去，我们都要去。
선생님이 가시든 안 가시든 우리들은 모두 갑니다.
Bùguǎn lǎoshī qù bu qù, wǒmen dōu yào qù.

不管别人怎么说，我都不在乎。
다른 사람이 무슨 말을 하든, 나는 마음에 두지 않는다.
Bùguǎn biérén zěnme shuō, wǒ dōu búzàihu.

不管是不是停经一般是两年检查一次。
폐경에 관계없이 일반적으로 2년에 한 번씩 검사합니다.
Bùguǎn shì bu shì tíngjīng yìbān shì liǎng nián jiǎnchá yí cì.

확장연습

1.

如果 Rúguǒ	您有出血 nín yǒu chūxuè	的话, de huà,	请赶快 qǐng gǎnkuài	来医院。 lái yīyuàn.
	明天能出院 míngtiān néng chū yuàn			告诉我 gàosu wǒ
	发高烧 fā gāo shāo			吃退烧药 chī tuì shāo yào
	贫血 pínxuè			吃铁剂 chī tiějì

2.

高血压的人 Gāoxuèyā de rén	尽量 jǐnliàng	不吃 bù chī	咸的。 xián de.
怀孕的人 Huáiyùn de rén			刺激的 cìjī de
肥胖的人 Féipàng de rén			甜的 tián de
胃不好的人 Wèi bù hǎo de rén			油的 yóu de

3.

不管 Bùguǎn	你来不来, nǐ lái bu lái,	我们都会 wǒmen dōu huì	去 qù	的。 de.
	天气怎么样 tiānqì zěnmeyàng		参加 cānjiā	
	你吃不吃 nǐ chī bu chī		做 zuò	
	你穿不穿 nǐ chuān bu chuān		买 mǎi	

보충단어

发高烧	fā gāo shāo	동 고열이 나다	退烧药	tuì shāo yào	명 해열제
贫血	pínxuè	명 빈혈	铁剂	tiějì	명 철분
咸	xián	형 짜다	刺激	cìjī	동 자극하다
肥胖	féipàng	형 뚱뚱하다	甜	tián	형 달다
油	yóu	명 기름, 지방	天气	tiānqì	명 날씨
参加	cānjiā	동 참가하다	穿	chuān	동 입다

연습 문제

1. 제시된 단어 '如果', '不管', '尽量', '几乎'를 선택해서 빈칸에 써주세요.

1) ________您有出血的话，请赶快来医院。
2) ________天气怎么样，我们都会去的。
3) 最近班上同学________ 都感冒了。
4) 高血压的人________ 不吃咸的。

2. 다음 질문에 답하세요.

1) 怀孕初期要注意些什么？ ________________。
2) 宫颈癌用什么检查？ ________________。
3) 你怀孕过吗？ ________________。
4) 停经的人容易得宫颈癌？ ________________。

3. 제시된 단어 중에서 빈칸에 들어갈 알맞은 단어를 고르세요.

害喜	细菌检查	显示器	月经	避免

1) 您最后一次________ 是什么时候？
2) 宫颈癌和________要一周以后才能出报告。
3) 您可能会________，要尽量吃健康食品，________过劳和受压力。
4) 一边做超声波检查，一边让孕妇看到________________。

4. 한국어를 중국어로 번역하세요.

1) 먼저 초음파 검사를 하셔서 임신을 확인하세요.
2) 되도록 건강식품을 드시고, 과로와 스트레스를 피하세요.
3) 폐경에 관계없이 일반적으로 2년에 한 번씩 검사합니다.
4) 자궁경부암과 세균검사는 일주일 후에 결과가 나옵니다.

补充

闭经 bìjīng	월경이 멈추다	不孕 búyùn	불임
骨盆痛 gǔpéntòng	골반통	阴道炎 yīndàoyán	질염
白带 báidài	백대하	乳腺炎 rǔxiànyán	유선염
子宫外孕 zǐgōng wàiyùn	자궁외임신	阴部瘙痒 yīnbù sàoyǎng	음부 가려움
产褥感染 chǎnrù gǎnrǎn	산욕 감염	卵巢囊肿 luǎncháonángzhǒng	난소낭종
子宫内膜炎 zǐgōngnèimóyán	자궁내막염	子宫颈糜烂 zǐgōngjǐngmǐlàn	자궁경부미란

第13课

수술 후 간호
(手术后护理)

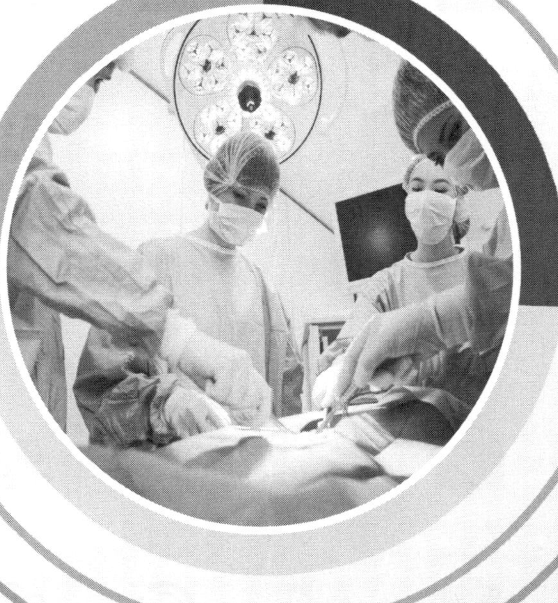

[요점 내용]

1. 不过我感到腹涨得很。

Búguò wǒ gǎndào fù zhàng de hěn.

그런데 배가 아주 가득 찬 느낌이에요.

2. 这样运动有助于肠子蠕动，使气排出，减轻腹涨。

Zhèyàng yùndòng yǒu zhùyú chángzi rúdòng, shǐ qì pái chū, jiǎnqīng fùzhàng.

이러한 운동은 더부룩한 장에 도움을 주고, 가스 배출로 가득 찬 배를 줄일 수 있어요.

3. 你应该坐起来，以防痰积在肺内引起肺炎。

Nǐ yīnggāi zuò qǐlái, yǐfáng tán jī zài fèi nèi yǐnqǐ fèiyán.

앉아 계셔야, 가래가 폐 안에 쌓여 폐렴을 일으키는 것을 방지할 수 있습니다.

4. 你可以开始吃流食，过两天就可以吃稀饭了。

Nǐ kěyǐ kāishǐ chī liúshí, guò liǎngtiān jiù kěyǐ chī xīfàn le.

연식음식을 드실 수 있고, 이틀 후에는 죽을 드실 수 있어요.

生词

精神	jīngshen	명 원기, 기력, 정신
整天	zhěngtiān	명 하루 종일
躺	tǎng	동 눕다
着	zhe	조 ~하고 있다, ~하고 있는 중이다
下床	xià chuáng	동 침대에서 내려오다
头晕	tóu yūn	동 현기증이 나다, 머리가 어지럽다
腹涨	fù zhàng	명 배가 가득 차다
涨得很	zhàng de hěn	아주 가득 차다
气	qì	명 가스
肛门	gāngmén	명 항문
排出来	pái chūlái	배출하다
翻身	fān shēn	동 뒤척이다
如果	rúguǒ	접 만약, 만일
活动	huódòng	동 움직이다, 활동하다
有助于	yǒu zhùyú	동 ~에 도움이 되다
肠子	chángzi	명 장, 창자
蠕动	rúdòng	동 꿈틀거리다
减轻	jiǎnqīng	동 (수량 · 중량이) 경감하다, 줄다
痰	tán	명 담, 가래
难	nán	형 어렵다, 힘들다

咳出来	ké chūlái	뱉어내다
深呼吸	shēn hūxī	동 심호흡하다
使	shǐ	동 ~에게 ~시키다
以防	yǐfáng	만일의 경우를 대비하여
积	jī	동 쌓이다
引起	yǐnqǐ	동 야기하다, 불러일으키다
肺炎	fèiyán	명 폐렴
恶心	ěxin	동 구역이 나다, 속이 메스껍다
胃涨	wèizhàng	위가 가득 차다
流食	liúshí	명 유동식, 연식
稀饭	xīfàn	명 죽
巡诊	xúnzhěn	동 순회 진료하다
一会儿	yíhuìr	명 잠시, 잠깐 동안
敷料	fūliào	명 (외과의) 처치용품, 연고 · 붕대 · 약솜류

会话 1

护 士: 今天你看上去精神特别好些了。
Jīntiān nǐ kàn shàngqù jīngshen tèbié hǎo xiē le.

病 人: 是的，不过整天躺着我觉得全身不舒服。
Shì de, búguò zhěngtiān tǎng zhe wǒ juéde quánshēn bù shūfu.

护 士: 你今天可以下床了，但在下床前先要坐在床边坐坐，不感到
Nǐ jīntiān kěyǐ xià chuáng le, dàn zài xià chuáng qián xiān yào zuò zài chuángbiān

头晕才能下床。
zuòzuo, bù gǎndào tóuyūn cái néng xià chuáng.

病 人: 不过我感到腹涨得很。
Búguò wǒ gǎndào fù zhàng de hěn.

护 士: 有气从肛门排出来吗?
Yǒu qì cóng gāngmén pái chūlái ma?

病 人: 没有。
Méiyǒu.

护 士: 可以多翻身，如果伤口不痛可以下床活动，这样有助于肠子
Kěyǐ duō fān shēn, rúguǒ shāngkǒu bú tòng kěyǐ xiàchuáng huódòng, zhèyàng yǒu

蠕动，使气排出，减轻腹涨。
zhùyú chángzi rúdòng, shǐ qì pái chū, jiǎnqīng fùzhàng.

病 人: 好，知道了。
Hǎo, zhīdào le.

会话 2

病 人: 伤口痛，而且有痰又很难咳出来。
Shāngkǒu tòng, érqiě yǒu tán yòu hěn nán ké chūlái.

护 士: 你应该坐起来，那样可以帮助你深呼吸，使痰较容易咳出来，
Nǐ yīnggāi zuò qǐlái, nàyàng kěyǐ bāngzhù nǐ shēn hūxī, shǐ tán jiào róngyì ké chūlái,

以防痰积在肺内引起肺炎。
yǐfáng tán jī zài fèi nèi yǐnqǐ fèiyán.

病 人: 好的。
Hǎo de.

护 士: 你喝过水了吗?
Nǐ hē guo shuǐ le ma?

病 人: 喝过了。
Hē guo le.

护 士: 你感觉恶心和胃涨吗?
Nǐ gǎnjué ěxin hé wèizhàng ma?

病 人: 没有。
Méiyǒu.

护 士: 那很好，你可以开始吃流食，过两天就可以吃稀饭了。
Nà hěn hǎo, nǐ kěyǐ kāishǐ chī liúshí, guò liǎngtiān jiù kěyǐ chī xīfàn le.

病 人: 医生什么时候来巡诊?
Yīshēng shénme shíhou lái xúnzhěn?

护 士: 等一会儿就来，帮你换敷料。
Děng yíhuìr jiù lái, bāng nǐ huàn fūliào.

어법

1. '… 得很'의 용법

접미사 '得很'은 '형용사+得很' 형식으로 정도가 심함을 나타내고, '아주(매우) ~ 하다'의 뜻으로 쓰인다.

不过我感到腹涨得很。 그런데 배가 아주 가득 찬 느낌이에요.
Búguò wǒ gǎn dào fù zhàng de hěn.

这件事说起来复杂得很。 이 일을 얘기하기가 아주 복잡하다.
Zhè jiàn shì shuō qǐlái fùzá de hěn.

这孩子聪明得很, 不会被骗的。
이 아이는 아주 총명해서, 속임수에 넘어가지 않을 겁니다.
Zhè háizi cōngming de hěn, bú huì bèi piàn de.

这位护士亲切得很, 有什么问题都可以问她。
이 간호사는 아주 친절해서, 어떤 문제든 모두 그녀에게 물어 볼 수 있다.
Zhè wèi hùshi qīnqiè de hěn, yǒu shénme wèntí dōu kěyǐ wèn tā.

2. '有助于 …'의 용법

'~에 도움이 되다'의 뜻으로 나타낸다.

防晒油有助于皮肤的保护。 선 오일은 피부 보호에 도움이 된다.
Fángshàiyóu yǒu zhù yú pífū de bǎohù.

多吃青菜有助于排便。 채소를 많이 먹어야 배변에 도움이 된다.
Duō chī qīngcài yǒu zhù yú páibiàn.

这样运动有助于肠子的蠕动。 이러한 운동은 더부룩한 장에 도움을 준다.
Zhèyàng yùndòng yǒu zhù yú chángzi de rúdòng.

这种应急措施有助于问题的解决。 이런 응급처치는 문제해결에 도움이 된다.
Zhè zhǒng yìngjí cuòshī yǒu zhù yú wèntí de jiějué.

3. 겸어문(2)

사역동사 '让, 叫'는 '~을 시키다/~하게 하다'라는 겸어의 의미로 나타난다. 특히 피동을 나타내는 의미로도 나타내므로 주의해야 한다.

爸爸让我去银行。 아버지는 나보고 은행에 가라고 시켰다.
Bàba ràng wǒ qù yínháng.

医生叫护士帮病人打针。 의사는 간호사에게 환자가 주사 맞도록 도우라고 했다.
Yīshēng jiào hùshi bāng bìngrén dǎzhēn.

树叫大风吹倒了。 (피동 의미) 나무가 큰 바람에 넘어졌다.
Shù jiào dà fēng chuī dǎo le.

脸让太阳晒黑了。 (피동 의미) 얼굴이 햇볕에 검게 그을렸다.
Liǎn ràng tàiyáng shài hēi le.

사역동사 '使'는 단독으로 사용될 경우 대체적으로 겸어의 의미로 나타내고, '使' 뒤의 술어는 동작, 행위보다 감정을 표현하는 '高兴, 感动, 满意' 등도 많이 쓰인다.

使气排出，减轻腹涨。 가스를 배출하게 해서 가득 찬 배를 줄일 수 있다.
Shǐ qì páichū, jiǎnqīng fù zhàng.

使痰较容易咳出来。 가래를 쉽게 뱉어내게 한다.
Shǐ tán jiào róngyì ké chūlái.

这个消息使大家非常高兴。 이 소식이 모두를 매우 기쁘게 했다.
Zhè ge xiāoxi shǐ dàjiā fēicháng gāoxìng.

那部电影使我们很感动。 그 영화는 우리들을 매우 감동시켰다.
Nà bù diànyǐng shǐ wǒmen hěn gǎndòng.

新政策使群众非常满意。 신정책은 군중들을 매우 만족시켰다.
Xīn zhèngcè shǐ qúnzhòng fēicháng mǎnyì.

확장연습

1.

吃太多了, Chī tài duō le, 开双眼皮手术的人, Kāi shuāngyǎnpí shǒushù de rén 这里的护士, Zhèlǐ de hùshi 这家医院的医术, Zhè jiā yīyuàn de yīshù	腹涨得很。 fùzhàng de hěn. 多得很。 duō de hěn. 亲切得很。 qīnqiè de hěn. 好得很。 hǎo de hěn.

2.

多做深呼吸, Duō zuò shēn hūxī, 多运动 Duō yùndòng 多活动 Duō huódòng 多吃蔬菜水果 Duō chī shūcài shuǐguǒ	有助于 yǒu zhù yú	痰较容易咳出来。 tán jiào róngyì ké chūlái. 身体健康 shēntǐ jiànkāng 血液循环 xuèyè xúnhuán 排便 pái biàn

3.

痰要咳出来, Tán yào ké chūlái, 要少抽烟 Yào shǎo chōu yān 要少喝酒 Yào shǎo hē jiǔ 要养好身体 Yào yǎnghǎo shēntǐ	以防 yǐfáng	得肺病。 dé fèibìng. 得肺癌 dé fèi' ái 肝硬化 gānyìnghuà 流产 liúchǎn

보충단어

亲切	qīnqiè	형 친절하다	医术	yīshù	명 의료기술
血液循环	xuèyè xúnhuán	혈액순환	蔬菜	shūcài	명 채소, 야채
水果	shuǐguǒ	명 과일	排便	pái biàn	동 배변하다
抽烟	chōu yān	동 흡연하다	肺癌	fèi'ái	명 폐암
肝硬化	gānyìnghuà	명 간경화	流产	liúchǎn	동 유산하다

연습 문제

1. '使'가 들어갈 알맞은 위치를 고르세요.

1) 坐起来 □ 做个深呼吸, □ 痰容易 □ 咳出来。

2) 听到他手术□成功的消息, □ 大家都很 □高兴。

3) 多喝水 □ 会 □ 身体 □ 健康吗?

4) 手机 □ 看太多会 □ 眼睛 □ 红肿。

2. 다음 질문에 답하세요.

1) 整天躺着对身体好吗? __________________。

2) 手术后不排气会腹涨吗? __________________。

3) 术后如果感觉恶心和胃涨可以喝水吗? __________________。

4) 你有过动手术的经验(jīngyàn 경험)吗? __________________。

3. 제시된 단어 중에서 빈칸에 들어갈 알맞은 단어를 고르세요.

如果	巡诊	流食	有助于	看上去

1) __________伤口不痛可以下床活动, 这样 __________肠子蠕动。

2) 医生什么时候来 __________?

3) 今天你 __________ 精神特别好。

4) 你可以开始吃 __________, 过两天就可以吃稀饭了。

4. 한국어를 중국어로 번역하세요.

1) 구역질이나 위가 가득 찬 느낌이 있나요?

2) 하루 종일 누워 있어서 전신이 불편하네요.

3) 항문 밖으로 가스를 배출했나요?

4) 의사선생님은 언제 순회 진료하러 오시나요?

补充

吸痰 xī tán	담을 빨아들이다	排尿 pái niào	배뇨하다
灌肠 guàn cháng	관장하다	粪便 fènbiàn	대소변
脱水 tuō shuǐ	탈수되다	褥疮 rùchuāng	욕창
压迫感 yāpògǎn	압박감	擦药膏 cā yàogāo	고약을 바르다
热水袋 rèshuǐdài	더운물주머니	导尿管 dǎoniàoguǎn	카테테르(체내에 삽입하여 소변 등을 뽑아내는 도관)
引流管 yǐnliúguǎn (drainage tube)	배농관(배액관, 유출관)	静脉输液 jìngmài shūyè	정맥 수액을 맞다
肌肉注射 jīròuzhùshè	근육주사	戴氧气罩 dài yǎngqìzhào	산소마스크를 쓰다
插入导管 chā rù dǎoguǎn (cannula)	캐뉼라를 꽂다	强力止痛药 qiánglì zhǐtòngyào	강력 진통제

第14课

응급실
(急诊室)

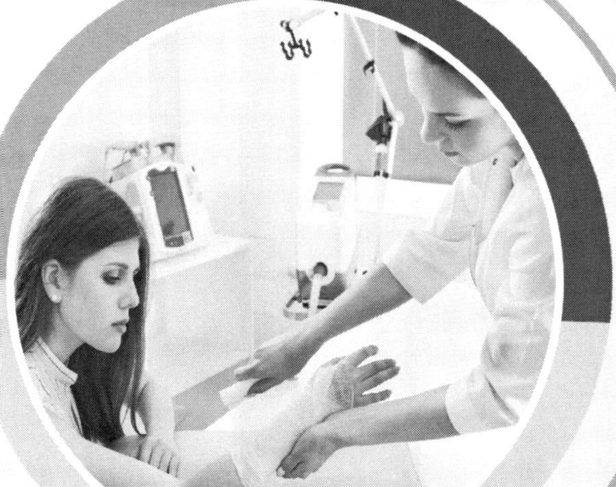

[요점 내용]

1. 被朋友一推就碰到桌脚受伤的。

Bèi péngyou yì tuī jiù pèngdào zhuō jiǎo shòushāng de.

친구가 밀어서 탁자모서리에 부딪쳐 다쳤습니다.

2. 幸好骨头没断，只是皮肤裂伤，… 缝合一下就可以了。

Xìnghǎo gǔtou méi duàn, zhǐshì pífū liè shāng, … fénghé yíxià jiù kěyǐ le.

다행히 뼈는 부러지지 않았지만 피부가 파열되었고, ~ 봉합하면 됩니다.

3. 今天早上起来右手臂和右腿突然动不了了。

Jīntiān zǎoshang qǐlái yòu shǒubì hé yòu tuǐ tūrán dòng bu liǎo le.

오늘 아침 일어나는데 오른쪽 팔뚝과 오른쪽 다리를 갑자기 움직일 수가 없었어요.

4 您患的是短暂性脑缺血发作。

Nín huàn de shì duǎnzànxìng nǎoquēxiě fāzuò.

당신은 일시적 뇌빈혈 발작을 앓고 있습니다.

生词

意外	yìwài	형 의외의, 뜻밖의
受伤	shòushāng	동 부상당하다, 상처를 입다
手臂	shǒubì	명 팔뚝
一直	yìzhí	부 계속, 줄곧
流血	liúxuè	동 피가 나다
推	tuī	동 밀다
碰	pèng	동 부딪치다, 우연히 만나다
桌脚	zhuōjiǎo	탁자 다리
止血	zhǐxuè	동 지혈하다
清洗	qīngxǐ	동 깨끗이 씻다
消毒	xiāodú	동 소독하다
缝合	féngé	동 꿰매다, 봉합하다
伤口	shāngkǒu	명 상처
幸好	xìnghǎo	부 다행히, 운 좋게
皮肤	pífū	명 피부
裂伤	liè shāng	열상, 파열
深	shēn	형 깊다
接种	jiēzhòng	동 접종하다
破伤风疫苗	pòshāngfēng yìmiáo	파상풍 백신
局部麻醉	júbù mázuì	국소마취

感染	gǎnrǎn	동 감염되다
抗生素	kàngshēngsù	명 항생제, 항생물질
防止	fángzhǐ	동 방지하다
异物	yìwù	명 이물질
接触	jiēchù	동 접촉하다
愈合	yùhé	동 (상처가) 아물다
动不了	dòng bu liǎo	꼼짝 못하다
乏力	fálì	동 기력(힘)이 없다
头晕	tóuyūn	동 현기증이 나다
眼花	yǎnhuā	형 눈이 침침하다
耳鸣	ěrmíng	명 이명, 귀울림
抽筋	chōujīn	동 쥐가 나다
异常	yìcháng	형 심상치 않다, 예사롭지 않다
控制	kòngzhì	동 통제하다, 제어하다
短暂性脑缺血发作	duǎnzànxìng nǎoquēxiě fāzuò	일시적 뇌빈혈 발작
堵塞	dǔsāi	동 막히다
重新	chóngxīn	부 다시, 새로
开通	kāitōng	동 뚫다
中风	zhòngfēng	명 중풍
脑血管影像	nǎoxuèguǎn yǐngxiàng	뇌혈관 영상

会话 1

意外受伤(갑작스런 부상)

家 属: 医生请赶快来看，我儿子手臂受伤一直在流血。
Yīshēng qǐng gǎnkuài lái kàn, wǒ érzi shǒubì shòushāng yìzhí zài liúxuè.

医 生: 怎么受伤的？
Zěnme shòushāng de?

家 属: 被朋友一推就碰到桌脚受伤的。
Bèi péngyou yì tuī jiù pèngdào zhuō jiǎo shòushāng de.

医 生: 先止血再说，然后清洗，消毒，缝合伤口。幸好骨头没断，只是皮肤裂伤，伤口不深，缝合一下就可以了。
Xiān zhǐxuè zài shuō, ránhòu qīngxǐ, xiāodú, féngé shāngkǒu. Xìnghǎo gǔtou méi duàn, zhǐshì pífū liè shāng, shāngkǒu bù shēn, féngé yíxià jiù kěyǐ le.

医 生: 您儿子以前接种过破伤风疫苗吗？
Nín érzi yǐqián jiēzhòng guo pòshāngfēng yìmiáo ma?

家 属: 两年前接种过。
Liǎngnián qián jiēzhòng guo.

医 生: 那就做局部麻醉缝合伤口就行。为了预防二次感染，给他开点抗生素。要他按时服用，而且要注意防止水和其他异物接触伤口部位。
Nà jiù zuò júbùmázuì féngé shāngkǒu jiù xíng. Wèile yùfáng èr cì gǎnrǎn, gěi tā kāi diǎn kàngshēngsù. Yào tā ànshí fúyòng, érqiě yào zhùyì fángzhǐ shuǐ hé qítā yìwù jiēchù shāngkǒu bùwèi.

家 属: 什么时候能拆线？
Shénme shíhou néng chāixiàn?

医 生: 缝合手臂伤口一般要过两周到三周左右才拆线，要看看伤口愈合程度再决定吧。
Féngé shǒubì shāngkǒu yìbān yào guò liǎng zhōu dào sān zhōu zuǒyòu cái chāixiàn, yào kànkan shāngkǒu yùhé chéngdù zài juédìng ba.

会话 2 短暂性脑缺血发作(일시적 뇌빈혈 발작)

病 人: 今天早上起来右手臂和右腿突然动不了了。过了一个半小时,现在恢复正常了。
Jīntiān zǎoshang qǐlái yòu shǒubì hé yòu tuǐ tūrán dòng bu liǎo le. Guò le yí ge bàn xiǎoshí, xiànzài huīfù zhèngcháng le.

医 生: 您有身体右边乏力, 头晕, 眼花, 耳鸣或抽筋的现象吗?
Nín yǒu shēntǐ yòubiān fálì, tóuyūn, yǎnhuā, ěrmíng huò chōujīn de xiànxiàng ma?

病 人: 没有。 (医生检查后)
Méiyǒu.

医 生: 幸好的是您现在没有特别的异常, 有高血压或糖尿病吗?
Xìnghǎo de shì nín xànzài méiyǒu tèbié de yìcháng, yǒu gāoxuèyā huò tángniàobìng ma?

病 人: 有。但我一直控制的很好。
Yǒu. Dàn wǒ yìzhí kòngzhì de hěn hǎo.

医 生: 从您的症状和检查来看, 您患的是短暂性脑缺血发作。
Cóng nín de zhèngzhuàng hé jiǎnchá lái kàn, nín huàn de shì duǎnzànxìng nǎoquēxiě fāzuò.

这是指血管被堵塞后,重新开通血流, 在24小时内完全恢复的,是中风前出现的症状。
Zhè shì zhǐ xuèguǎn bèi dǔsāi hòu, chóngxīn kāitōng xuèliú, zài èrshí sì xiǎoshí nèi wánquán huīfù de, shì zhòngfēng qián chūxiàn de zhèngzhuàng.

病 人: 您是说我得了中风? 那该怎么办?
Nín shì shuō wǒ dé le zhòngfēng? Nà gāi zěnmebàn?

医 生: 您是第一次发作的, 先要知道为什么发生脑缺血发作, 需要住院做各种检查和脑血管影像检查, 确认是否实际发生脑中风。
Nín shì dìyī cì fāzuò de, xiān yào zhīdào wèishénme fāshēng nǎoquēxiě fāzuò, xūyào zhù yuàn zuò gèzhǒng jiǎnchá hé nǎoxuèguǎn yǐngxiàng jiǎnchá, quèrèn shìfǒu shíjì fāshēng nǎozhòngfēng.

어법

1. '幸好'의 용법

부사 '幸好'는 '다행히, 운 좋게, 요행으로'의 뜻으로 사용하고, 뒤에는 불행한 사건의 발생을 면한 상황이 따라 온다.

幸好骨头没断，…。
다행히 뼈는 부러지지 않아서, ~ .
Xìnghǎo gǔtou méi duàn, … .

幸好的是您现在没有特别的异常，～？
다행히 현재 특별한 이상은 없는데, ~ ?
Xìnghǎo de shì nín xànzài méiyǒu tèbié de yìcháng, ~ ?

幸好你找到了我，不然我就迷路了。
나를 찾아서 다행이다, 그렇지 않았다면 길을 잃어버렸을 것이다.
Xìnghǎo nǐ zhǎo dào le wǒ, bùrán wǒ jiù mílù le.

2. 가능보어(3)

'동사+得/不+了(liǎo)' 형태로 동작의 완성과 실현 가능성(추측)을 나타낸다.

两个人吃不了这么多菜。
두 사람이 이렇게 많은 요리를 먹을 수 없다.
Liǎng ge rén, chī bu liǎo zhème duō cài.

这件衣服有点儿小，可是我穿得了。
이 옷은 조금 작지만, 나는 입을 수 있다.
Zhè jiàn yīfu yǒu diǎnr xiǎo, kěshì wǒ chuān de liǎo.

今天早上起来右手臂和右腿突然动不了了。
오늘 아침 일어나는데 오른쪽 팔뚝과 오른쪽 다리를 갑자기 움직일 수가 없었다.
Jīntiān zǎoshang qǐlái yòu shǒubì hé yòu tuǐ tūrán dòng bu liǎo le.

'동사+得／不+起' 형태로 자신의 경제능력으로 할 수 있고 없음을 나타낸다.

我住不起这么豪华的住宅。 나는 이렇게 호화로운 주택에 살 수가 없다.
Wǒ zhù bu qǐ zhème háohuá de zhùzhái.

这辆车子，我坐不起。 이 차를, 나는 탈 수가 없다.
Zhè liàng chēzi, wǒ zuò bu qǐ.

这么贵的宝石，我还买得起。 이렇게 비싼 보석을, 나는 아직 살 수가 있다.
Zhème guì de bǎoshí, wǒ hái mǎi de qǐ.

3. 접속사 '而且', '而'의 차이

'而且'는 '게다가, 뿐만 아니라, 또한'의 뜻으로 앞에 '不但(búdàn)'이나 '不仅(bùjǐn)' 등과 호응하여 쓰이고, '而'는 '~로, ~하지만, ~그러나'의 뜻으로 이어지는 성분을 연결하고, 서로 상반되는 것을 연결하여 전환을 나타낸다.

他不但喜欢看电影，而且喜欢打篮球。
그는 영화 보는 것도 좋아하고, 뿐만 아니라 농구를 하는 것도 좋아합니다.
Tā búdàn xǐhuan kàn diànyǐng, érqiě xǐhuan dǎ lánqiú.

要他按时服用，而且要注意防止水 …。
제때에 복용해야 하고, 또한 물이 ~ 않게 주의해야 합니다.
Yào tā ànshí fúyòng, érqiě yào zhùyì fángzhǐ shuǐ ….

这种苹果好看而不好吃。
이런 종류의 사과는 보기엔 좋지만 맛이 없다.
Zhè zhǒng píngguǒ hǎokàn ér bù hǎochī.

他经常帮我，而我却帮不了他。
그는 날 자주 도와주지만, 그러나 난 그를 도와줄 수 없다.
Tā jīngcháng bāng wǒ, ér wǒ què bāng bu liǎo tā.

脑中的血管被堵塞而引起的疾病是中风。
뇌 안에 있는 혈관이 막혀서 생기는 질병이 중풍입니다.
Nǎo zhōng de xuèguǎn bèi dǔsāi ér yǐnqǐ de jíbìng shì zhòngfēng.

확장연습

1.

被 Bèi	朋友 péngyou	一 yì	推 tuī	就 jiù	碰到桌脚了。 pèng dào zhuō jiǎo le.
	妈妈 māma		骂 mà		哭了 kū le
	同学 tóngxué		笑 xiào		不去学校了 bú qù xuéxiào le
	老师 lǎoshī		说 shuō		不来了 bù lái le

2.

幸好 Xìnghǎo	伤口不大， shāngkǒu bú dà,	缝合一下就可以了。 fénghé yíxià jiù kěyǐ le.
	你来得快 nǐ lái de kuài	不然就糟了 bùrán jiù zāo le
	止血得快 zhǐxuè de kuài	不会有大问题的 bú huì yǒu dà wèntí de
	学生都不在场 xuéshēng dōu bú zài chǎng	没有人受伤 méi yǒu rén shòushāng

3.

我的右腿突然 Wǒ de yòutuǐ tūrán	动 dòng	不了 bu liǎo	了。 le.
我的脚突然抽筋 Wǒ de jiǎo tūrán chōujīn	走 zǒu		
车子突然故障 Chēzi tūrán gùzhàng	到 dào		
他突然长高了，这裤子 Tā tūrán zhǎng gāo le, zhè kùzi	穿 chuān		

보충단어

骂	mà	동 욕하다, 꾸짖다	哭	kū	동 울다
抽筋	chōujīn	동 쥐가 나다	笑	xiào	동 웃다, 비웃다
糟	zāo	형 나쁘다, 좋지 않다	故障	gùzhàng	명 고장
裤子	kùzi	명 바지	穿	chuān	동 입다

연습 문제

1. '得了', '不了', '而', '而且'를 선택해서 알맞은 위치에 넣으세요.

1) 我的脚突然痛走 ________ 路了。
2) 他的伤口大 ________ 受感染了。
3) 他的头被打 ________ 导致出血。
4) 我的胃口很好吃 ________ 这些海鲜。

2. 다음 질문에 답하세요.

1) 受伤出血时, 第一件事要做什么? ________________。
2) 你上过急诊室吗? ________________。
3) 脑中的血管被堵塞容易引起什么疾病? ________________。
4) 你曾经有过什么意外受伤? ________________。

3. 제시된 단어 중에서 빈칸에 들어갈 알맞은 단어를 고르세요.

堵塞	眼花	消毒	头晕	破伤风疫苗

1) 先止血再说, 然后清洗, ________, 缝合伤口。
2) 你儿子以前接种过 ________ 吗?
3) 脑中的血管被 ________ 而引起的疾病是中风。
4) 您有身体右边乏力 ________, ________, 耳鸣或抽筋的现象吗?

4. 한국어를 중국어로 번역하세요.

1) 다행히 현재 특별한 이상은 없는데, 고혈압 혹은 당뇨병이 있나요?
2) 친구가 밀어서 탁자모서리에 부딪쳐 다쳤습니다.
3) 2차 감염을 예방하기 위해 항생제를 처방해 드릴게요.
4) 뇌 안에 있는 혈관이 막혀서 생기는 질병이 중풍입니다.

补充

轮椅 휠체어
lúnyǐ

扫架 (환자용) 들것
dānjià

氧气罩 산소마스크
yǎngqì zhào

输血清 수혈청
shūxuèqīng

血库 혈액은행
xuèkù

救护车 구급차
jiùhùchē

候诊室 진찰 대기실
hòuzhěnshì

输血浆 수혈액체
shūxuèjiāng

移动床(车床) 이동침대
yídòng chuáng(chēchuáng)

加护病房(重症室) 중환자실
jiāhù bìngfáng(zhòngzhèngshì)

癫痫发作急救 간질 발작 응급처치
diānxián fāzuò jíjiù

心肺循环复苏术 순환 심폐 소생술
xīnfèixúnhuán fùsūshù

呕吐患者急救 구토 환자 응급처치
ǒutù huànzhě jíjiù

晕厥(休克, 中风)患者急救 쇼크 환자
yūnjué(xiūkè, zhòngfēng)huànzhě jíjiù

口对口循环复苏术 구강 대 순환구강 소생술
kǒu duì kǒu xúnhuán fùsūshù

본문 해석

01 내과 진료

회화 1

의사: 어디가 불편하신가요?

환자: 위가 너무 아파요. 찌르는 듯 아프고, 소화 안 되는 음식을 먹었더니 더 아픕니다.

의사: 언제 가장 아픈가요? 저녁인가요 아니면 낮인가요?

환자: 저녁에 가장 아파요. 평상시에는 식욕이 없고, 트림과 속이 느글거리기도 해요.

의사: 위가 부었어요, 내시경 검사를 해보는 게 좋겠습니다. 시간 예약하실 수 있도록 간호사가 도와드리도록 하겠습니다, 괜찮으시죠?

환자: 괜찮아요.

간호사: 내시경검사는 무통과 보통 위 내시경검사가 있습니다. 어느 검사를 하실 건가요?

환자: 무통 위내시경으로 하겠습니다.

간호사: 내일 오전 8시 반에 공복으로 오시고, 검사실로 오셔서 등록하세요.

회화 2

환자: 의사선생님, 어제 저녁 가슴이 답답하고, 숨이 가쁘고 호흡 곤란이 와서, 한밤중에는 기침을 심하게 했습니다. 지금까지 이렇게 기침해 본 적이 없어요. 주신 약을 먹었더니 조금 좋아졌어요.

의사: 먼저 폐기능검사와 호흡격발시험을 하겠습니다.

(검사가 끝나고)

의사: 괜찮아요, 지금 느낌이 좋아졌나요?

환자: 많이 좋아졌어요. 그런데 저녁밥을 먹고 나서 한밤중에 숨차기 시작했는데 이해가 안 가요.

의사: 천식 발작을 일으키는 원인은 아주 많은데, 알레르기는 그 요인 중에 하나입니다. 해산물 종류의 음식을 드셨나요?

환자: 그렇습니다, 어제 결혼 축하주를 마시러 갔었습니다.

의사: 조심해야 합니다, 이러한 음식은 드시지 마세요.

환자: 알겠습니다. 감사합니다.

02 심장내과

회화 1

환자: 의사선생님, 최근 흉부가 자주 아프다는 느낌이 듭니다.

의사: 계속해서 얼마 동안 아팠나요?

환자: 3분에서 5분 정도 아팠습니다.

의사: 언제 처음 일어났는지 기억하나요? 몇 번 있었나요?

환자: 한 달 전. 두세 번요.

의사: 먼저 혈압과 심장박동 수를 재봅시다.

(의사는 혈압을 측량한 후에, 청진기로 심장박동을 듣는다).

혈압 120/70, 심장박동 수 70번 모두 정상입니다. 이러한 현상은 저녁에 자주 일어납니까?

환자: 그렇습니다. 잠잘 때 자주 발생하는 거 같아요. 회사가 최근 아주 바빠서, 날마다 밤을 샜어요.

의사: 아마 협심증 혹은 심장동맥경화증입니다.

(검사 후에)

검사 결과로 봐서는, 문제가 없는데, 관상동맥 조영술 검사를 다시 합시다.

회화 2

간호사: 검사 받으러 오실 때 반드시 빈속으로 오셔야 합니다. 관상동맥 조영술을 찍을 때 가족과 함께 오셔야 합니다.

(검사 후에)

의사: 당신이 환자의 가족인가요? 이것이 환자의 관상동맥인데, 두 혈관이 좁아진 거 보세요, 협심증입니다. 협심증은 심근에 충분한 혈액을 공급받지 못해서 일어나는 흉부 축소감 혹은 압착감 때문입니다.

가족: 의사선생님 어떻게 해야 하나요? 입원하고 수술해야 하나요?

의사: 환자 혈관의 지방 침전이 아직 많지 않아서, 먼저 약을 드시면 곧 괜찮아집니다.

가족: 혈압은 정상이고 당뇨병이 없는데, 왜 이런 병에 걸릴까요?

의사: 발병의 원인으로 흡연 · 고혈압 · 당뇨병 등 여러 종류가 있는데, 그중에 스트레스, 과식, 지나친 흥분도 협심증을 일으키는 주요 원인이 됩니다.

03 내분비과

회화 1

의사: 어디가 불편하신가요?

환자: 최근 체중이 계속해서 빠지고, 늘 피곤하고, 사람이 조급해지면서, 쉽게 격분하고, 자주 잠도 안 오고, 더위 타고, 땀을 많이 흘리고, 손도 좀 떱니다.

의사: 얼마 동안 이러셨나요?

환자: 약 반년 됐습니다.

의사: 체중이 얼마나 줄었나요?

환자: 10여 킬로그램요.

의사: 눈이 좀 돌출되었는데, 알고 계신가요?

환자: 네, 요 몇 개월은 특히 그렇게 보입니다.

의사: 이것은 신진대사와 관련이 있어서 갑상선 항진(증) 검사를 먼저 해야 합니다.

회화 2

의사: 검사 결과를 봤어요, 대체적으로 큰 문제는 없습니다. 다만 LDL콜레스테롤이 조금 높고, 또한 혈액 중에 지방량이 높습니다. 고지방량은 심혈관질병을 일으키는 유인입니다.

환자: 그런가요? 약을 먹어야 하나요?

의사: 자주 담배를 핍니까?

환자: 담배를 피지 않습니다.

의사: 약을 먹을 필요가 없어요. 좀 보세요, LDL은 안 좋은 콜레스테롤로 약간 높고, 좋은 콜레스테롤 HDL 지수가 높은 것은 좋은 의미입니다. 그래서 많이 운동하시고, 고기를 적게 드시면, 어떤 큰 문제는 없을 겁니다.

환자: 감사합니다. 선생님의 말씀에 따르겠습니다.

04 성형외과 1

회화 1

환자: 안녕하세요, 친구 소개로 왔습니다. 성형수술을 잘한다고 들었습니다.

의사: 과찬이십니다, 어디가 불편하신가요?

환자: 이 납작한 코 때문에 고민인데, 어떻게 해야 좋은지요?

의사: 내가 좀 볼게요. 콧등이 낮아서 고어텍스로 높일 수 있고, 코끝은 자가 연골로 채워서 위로 들어 올릴 수 있어서, 더 예뻐질 겁니다.

환자: 고어텍스가 뭔가요?

의사: 고어텍스는 보형물로 코를 높이는 재료의 한 종류이고, 이것 외에, 코수술에서 자주 사용하는 재료로 실리콘과 자가 연골이 있습니다.

환자: 고어텍스와 실리콘 어떻게 다른가요?

의사: 이 두 종류 재료는 인체에 아주 안전하고, 거부 반응이 없습니다. 고어텍스는 아주 쉽게 인체 조직세포와 혈관이 함께 자라서 아주 자연스럽습니다.

회화 2

환자: 고어텍스는 실리콘보다 좋은가요?

의사: 각각 이로움과 폐단이 있습니다. 고어텍스는 신제품이고, 가격이 실리콘보다 좀 비싸고, 게다가 고어텍스는 인체와 함께 자라서 쉽게 없어지지 않습니다.

환자: 자가 연골은 어떤 장점이 있나요?

의사: 자가 연골은 귀 뒤의 연골 혹은 코청 연골로, 코를 높이는 데 사용하고 보기에 아주 자연스럽습니다. 단지 상처가 조금 큽니다.

환자: 코를 높이면 비염에 영향이 있나요?

의사: 코 높임은 비강 기능 예로 비염 · 코 막힘 · 눈물(콧물) 흘림 등에 영향이 없습니다.

환자: 수술 후 무엇을 주의해야 하나요?

의사: 수술 후 어떤 흉터도 남지 않으며, 이틀간은 경미하게 붓고, 3일 후에는 없어집니다. 보형물이 영향을 주지 않게, 수술 자리는 물이 닿지 않게 해주시고, 심한 운동은 하지 마세요.

05 성형외과 2

회화 1

환자: 쌍꺼풀 수술을 하고 싶은데, 소개 좀 해주세요.

의사: 쌍꺼풀 수술은 매몰법, 절개법과 부분 절개술이 있습니다. 매몰법 수술은 간단하고, 보기에 아주 자연스럽지만, 매 사람마다 다 적합한 것은 아닙니다. 나이가 어떻게 되죠?

환자: 금년 29세입니다.

의사: 당신에게는 적합하지 않습니다, 왜냐하면 매몰법은 10세에서 20세까지의 연령에 적합합니다. 비록 매몰법 수술 절개부분은 작아서, 흉터가 남지 않으며, 붓기는 없지만, 쉽게 꿰맨 자리가 터지는 것이 단점입니다.

환자: 그 절개법은 어떤 수술인가요?

의사: 절개법은 지방이나 아래로 처진 피부를 제거할 수 있지만, 흉터가 남는 것이 단점입니다.

회화 2

환자: 어떤 수술이 적당한가요?

의사: 당신의 눈꺼풀이 조금 두껍기 때문에, 부분 절개수술이 비교적 적합하네요. 이 방법은 매몰법과 절개법의 장점만을 모은 것으로, 절개 부위보다 작고, 수술의 회복기가 비교적 빠릅니다. 보기에 지금보다 더 젊어 보일 겁니다.

환자: 수술시간과 회복시간은요?

의사: 수술은 40분에서 50분이 필요하며, 수술 4일 후에 실밥을 풀고, 회복시간은 일주일 정도 필요합니다.

환자: 수술 후에 무엇을 주의해야 하나요?

의사: 수술 후에 붓기가 조금 있을 수 있으니, 얼음찜질로 빼실 수 있습니다. 수술 후에도 어혈이 보이나, 1~2주 지나면 없어집니다. 많이 쉬시고, 일주일 내에는 TV, 서적이나 신문을 보지 마시고, 잠잘 때 베개를 높여주시면, 눈의 심한 피로를 면할 수 있습니다.

06 피부과

회화 1

의사: 어디가 불편하신가요?

환자: 얼굴에 여드름이 생겼는데, 볼 양쪽에 특히 많습니다.

의사: 얼굴에 생긴 지 얼마나 됐나요?

환자: 벌써 십여 년 됐어요. 이전에 병원에서 몇 번 치료를 했는데, 효과가 그다지 좋지 않았어요.

의사: 여드름은 쉽게 재발됩니다. 당신 얼굴에 피부가 붉고 부은 여드름이 많이 있고, 게다가 모공이 큽니다. 레이저치료와 약물치료를 하시고, 초기치료는 일주일에 한번, 4주 동안 계속하셔야, 이런 붉고 부은 여드름은 빠르게 좋아질 수 있습니다.

회화 2

의사: 레이저 털 제모하러 오셨나요?

환자: 겨드랑이 털 레이저 제모술을 하고 싶습니다. 이전에 여러 방법을 사용해 봤는데, 효과가 없어서요.

의사: 어떤 방법을 해봤어요?

환자: 깎고 · 자르고 · 뽑는 등 원시방법을 해봤지만, 모발이 이전보다 더 잘 자란다는 것을 알았습니다. 레이저 털 제모는 피부에 해롭지 않다고 들었는데, 한번 하면 효과가 있나요?

의사: 그렇지 않습니다. 체모의 양이나 굵기는 사람에 따라 다릅니다. 일반적으로 3번에서 5번 하고, 매번 4주에서 6주 간격을 두고 합니다.

환자: 어떻게 치료하지요? 수술은 아픈가요?

의사: 치료 전에 먼저 털을 깎고, 젤을 바른 후에 레이저를 쪼입니다. 수술 후에 조금 따끔거림이 있지만 아프지는 않습니다.

07 안과

회화 1

환자: 의사선생님, 최근 늘 무언가 눈을 가린 듯 잘 보이지 않는데, 좀 봐주세요.

의사: 언제부터 시작됐나요?

환자: 2년 전부터 눈이 침침해지기 시작했는데, 나이가 많아서 그런지, 시력이 점점 떨어집니다.

의사: 당신의 상태를 보니, 백내장 가능성이 있습니다. 노인성 조기 백내장은, 시력이 서서히 떨어지고, 마지막에는 볼 수 없게 됩니다. 세극 등 현미경으로 좀 검사하겠습니다.

(검사 후에)

의사: 당신은 백내장입니다. 시력이 점점 약해져서 서서히 볼 수가 없을 겁니다.

환자: 반드시 수술을 해야 하나요? 약물치료는 안 되나요? 수술이 무서워요.

의사: 안 됩니다, 약으로 당신 병을 치료할 수 없습니다. 수술은 눈 안에 안약 두 방울을 떨어뜨려 마취하고, 무통증상태에서 진행합니다. 수술 중에는 출혈이 없으니, 빨리 수술을 하셔야 합니다.

회화 2

환자: 저는 근시가 너무 심해서, 안경을 벗으면 아무것도 분명하게 볼 수가 없습니다. 근시 교정 수술을 하고 싶은데, 어떤 종류가 있나요?

의사: 현재 자주 하는 세 종류로, PRK, LASIK, LASEK가 있습니다.

환자: 어떤 것이 가장 좋은가요?

의사: 가장 인기 있는 수술은 라식(LASIK)이며, 수술 적응이 비교적 빨라서, 수술 후에 거의 통증이 없고, 회복도 빠릅니다. 그러나 라식치료는 근시가 심하거나 각막이 얇은 사람한테 맞지 않습니다.

환자: 보기에 저는 어떤 수술이 적합한가요?

의사: 우리는 먼저 시력검사, 각막 두께 검사, 안전검사 등을 한 다음에, 당신에게 적합한 수술을 진단할 겁니다.

환자: 네, 알겠습니다.

08 정형외과

회화 1

의사: 어떻게 다친 건가요?

환자: 두 시간 전에 버스를 타고 서 있는데, 운전기사가 갑자기 브레이크를 밟아서 다른 사람과 부딪쳐 다쳤어요. 지금 움직이면 내 손목이 아파요. 뼈가 부러졌는지 걱정입니다.

의사: 먼저 엑스레이를 찍으세요. 손목은 골절되지 않았고, 단지 삐었을 뿐입니다. 처방전을 써드릴 테니 약을 드시고, 보호대를 씌우시고, 이틀 후에 다시 재진하러 오세요.

환자: 물리치료를 할 수 있나요?

의사: 며칠 후에 할 수 있습니다. 먼저 안정을 취하시고, 무거운 물건을 들지 마세요.

회화 2

의사: 어떻게 다친 건가요?

환자: 오토바이에 부딪혔어요. 여기가 아주 아파요.

의사: 심하게 부었네요. 먼저 소독하고 지혈한 후에 다시 엑스레이를 찍어요.

(몇 분 후, 엑스레이 사진을 본 다음에)

의사: 우측 다리뼈 골절상으로 보이네요.

환자: 수술해야 하나요?

의사: 아니요, 깁스붕대로 골절 부위를 고정하고, 4주 후에 다시 병원에 와서 재검사하세요. 치료기간에는 담배와 술은 안 됩니다.

환자: 네, 알겠습니다.

09 신경외과

회화 1

환자: 선생님, 평상시 허리가 좀 안 좋아요, 최근 두 달간 허벅지 안쪽이 늘 끌어당겨 아프고, 다리가 뻣뻣하고 무거운 느낌이 들어요. 며칠 전부터는 발바닥도 아프기 시작했어요.

의사: 언제부터 아프기 시작했나요?

환자: 3년 전에, 의사선생님이 경미한 허리 디스크 돌출이 있다고 하셔서, 두 달간의 약물치료와 물리치료를 했습니다.

의사: 어떤 자세가 가장 아픕니까?

환자: 허리 굽힐 때 가장 아프고, 다리를 들어 올리거나 오래 앉아 있을 때도 아주 아픕니다.

의사: 경미하게 불편하면 1이 되고, 통증이 참기 어려우면 10인데, 당신의 통증 정도는 얼마입니까?

환자: 아마 8 정도입니다. 정말입니다. 서 있어도 불편하고, 앉아 있어도 불편하고, 누워 있어도 아파서, 잠을 이루지 못합니다.

의사: 명확한 진단을 위해서, 먼저 엑스레이를 찍고, CT 좀 보고, 어떻게 치료해야 하는지 알려드릴게요.

회화 2

(60세 남성 환자 검사결과를 확인하면서 우연히 종양을 발견하다)

의사: MRI 결과입니다. 영상을 보면서 설명해 드릴게요. 여기에 종양이 보입니다.

환자: 종양인가요? 암이 아닌가요?

의사: 암은 아니고, 양성 종양입니다.

환자: 그러면 어떤 치료를 해야 하나요?

의사: 이것은 청각 신경초종에서 기원한 종양입니다. 걱정하지 마세요. 이 종양은 작기 때문에, 정기적으로 검사하고 관찰할 수 있습니다. 방사선으로 종양을 제거하는 방법을 사용할 수 있습니다. 첨단 레이저 수술법이라고 합니다.

환자: 수술할 필요가 없고, 정기 검사만 하면 됩니까?

의사: 당연히 가능합니다. 먼저 첨단 레이저 수술법을 선택하면 완전히 제거되고, 완전히 치유할 수 있지만 비용이 좀 많이 듭니다.

10 이비인후과

회화 1

환자: 안녕하세요, 코가 또 막혀서, 호흡이 곤란합니다.

의사: 이주일 전에 막 감기 치료하지 않았나요?

환자: 네 그래요, 지난주에 비에 젖었는데, 지금은 코가 막혀서, 코 푸는 데 아주 힘들어요. 코 푸는 게 모두 황색으로 끈끈하고, 조금 후에 또 막힙니다.

의사: 좀 검사해 보겠습니다. 또 기타 증상이 있나요? 머리 아프고, 목구멍이 아프고, 열이 나는 등의 증상이 있습니까?

환자: 있어요, 머리가 띵해요.

의사: 만성 부비강염입니다. 항생제약을 처방해 드릴게요. 아침저녁으로 식염수로 코를 씻으세요. 이렇게 하면 증상을 완화시키는 데 도움이 됩니다.

회화 2

환자: 귀 밑에 혹이 생겼는데, 이것이 무엇인지 좀 보세요.

의사: 이것은 이하선 종양으로, 안면 귓불 주위에 크게 자랐는데, 10년 됐나요? 아파요?

환자: 이전에는 어떤 느낌도 없었는데, 최근 얼굴이 아프다고 느꼈고, 조금 마비도 있고, 눈을 감기가 어렵습니다.

의사: 먼저 검사하고, 바로 수술시간을 예약하겠습니다.

(수술 후에)

의사: 이하선 종양 제거 수술은 아주 성공입니다, 모두 다 괜찮으세요?

환자: 다 괜찮은데, 다만 수술 부위의 상처가 아직 아주 아파요.

의사: 당연합니다. 상처가 아물 때, 상처부위가 가려움을 느낄 수 있어요. 긁지 마세요. 좀 소독하겠습니다.

환자: 흉터가 남을까요?

의사: 수술 후에 조금은 흉터가 남을 겁니다. 그러나 머리에 가려서 거의 볼 수가 없습니다.

11 치과

회화 1

환자: 이가 너무 아파요, 잇몸이 부은 것 같아요.

간호사: 예약 안 했는데, 기다리세요, 원장이 환자를 진찰하고 계세요.

의사: 치주가 심하게 부어서, 치아가 조금 흔들려요.

환자: 왜 치주염이 있어요?

의사: 치석과 플라그가 치주염의 주요 원인이 됩니다. 평상시 구강 위생에 주의하나요?

환자: 매일 아침저녁 양치질을 합니다.

의사: 그렇게 해도 안 됩니다, 당신의 치아는 잇새 위에 음식이 쌓이기 쉬워서, 음식을 먹은 후에 반드시 이를 닦아야 합니다.

환자: 그러면 어떻게 치료를 해야 하나요?

의사: 먼저 치석제거와 치주수술을 해드릴게요.

회화 2

환자: 이가 너무 아파요. 아래쪽 마지막 치아인데, 차갑고 뜨거운 음식을 먹을 때 특히 시리고 씹을 수가 없습니다.

의사: 검사해 볼게요. 이 치아는 아주 심하게 썩어서, 뽑아야 합니다. 임플란트를 하는 게 좋을 듯합니다. 코디네이터가 자세히 설명해 드릴 겁니다.

코디네이터: 임플란트 치료시간은 비교적 깁니다. 먼저 1기는 임플란트 본체를 뼈 안에다 박아 넣습니다. 이 임플란트 본체가 뼈와 결합하는데 일반적으로 3~6개월의 시간이 필요합니다. 그것이 뼈와 함께 자라길 기다린 후에야, 비로소 후기 수술을 할 수 있습니다. 때문에, 모든 과정이 적어도 6개월이 필요합니다.

환자: 임플란트는 비싼가요?

코디네이터: 재료에 따라 가격도 다르지만, 대체적으로 한 개에 100만 원 정도 합니다. 관리를 잘 하면, 치아 사용 시간이 기본상 아주 천연 치아의 수명에 가깝습니다. 오늘 하실 건가요?

12 산부인과

회화 1

환자: 나는 이미 2개월 월경이 없어서 임신테스트기로 알아봤는데, 결과는 임신으로 나타났습니다.

의사: 그래요? 축하드립니다. 마지막 월경은 언제인가요?

환자: 3월 6일입니다.

의사: 먼저 초음파 검사를 하셔서 임신을 확인하세요.

(초음파 검사를 하면서, 임산부는 모니터를 본다.)

태아 심장박동 소리가 들리나요? 축하드립니다, 임신 6주입니다.

환자: 사실 반년 전에 유산했습니다.

의사: 그랬군요. 임신 초기는 조심하시고, 무거운 물건을 들지 마세요. 다음에 진찰할 때, 산전 검사에서 혈액 검사를 해야 합니다. 만약에 출혈이 있거나 혹은 배가 아플 때는 빨리 병원으로 오세요. 입덧이 있을 겁니다, 되도록 건강식품을 드시고, 과로와 스트레스를 피하세요.

회화 2

환자: 안녕하세요, 이미 폐경이 되었는데, 최근 자주 아랫배가 아프고, 질에 출혈이 있습니다.

의사: 자궁경부암 검사를 언제 하셨나요?

환자: 4년 전에 하고 난 후에 하지 않았습니다. 폐경이 되면 검사 안 해도 되지 않아요?

의사: 폐경에 관계없이 일반적으로 2년에 한 번씩 검사합니다. 유방 질병이 있었나요?

환자: 없습니다, 약간의 고혈압 외에, 어떤 특별한 병은 없습니다.

의사: 좋습니다, 그러면 먼저 내진으로 육안 초보 진단을 하고, 내진 검사와 동시에 세균 검사를 할 겁니다. 자궁경부암 확인을 위해 필요한 검체를 채취한 후에, 당신을 위해 초음파 검사를 합니다.

환자: 곧 결과를 알 수 있나요?

의사: 내진과 초음파 검사는 바로 알 수 있습니다. 그러나 자궁경부암과 세균검사는 일주일 후에 결과를 알 수 있습니다. 검사대에 오르세요. 긴장하지 마시고, 되도록 빨리 끝내도록 하겠습니다.

13 수술 후 간호

회화 1

간호사: 오늘은 특히 좀 좋아 보이네요.

환자: 네, 그런데 하루 종일 누워 있어서 전신이 불편하네요.

간호사: 오늘 침대에서 내려올 수 있어요. 그러나 내려오기 전에 먼저 침대에 좀 앉아 있다가, 어지럼증을 느끼지 않으면 내려올 수 있어요.

환자: 그런데 배가 아주 가득 찬 느낌이에요.

간호사: 항문 밖으로 가스를 배출했나요?

환자: 아니요.

간호사: 많이 움직이세요, 만약 상처부위가 아프지 않으면 침대에서 내려오셔서 움직이셔야 더부룩한 장에 도움을 주고, 가스를 배출하게 해서 가득 찬 배를 줄일 수 있어요.

환자: 네, 알겠습니다.

회화 2

환자: 상처부위가 아프고, 또한 가래를 뱉어내기가 어려워요.

간호사: 앉아 계셔야 심호흡하는 데 도움을 줄 수 있고, 가래를 쉽게 뱉어내게 해서, 가래가 폐 안에 쌓여 폐렴을 일으키는 것을 방지할 수 있습니다.

환자: 알겠습니다.

간호사: 물을 마셨나요?

환자: 마셨습니다.

간호사: 구역질이나 위가 가득 찬 느낌이 있나요?

환자: 없어요.

간호사: 그러면 좋아요, 연식음식을 드실 수 있고, 이틀 후에는 죽을 드실 수 있어요.

환자: 의사선생님은 언제 순회 진료하러 오시나요?

간호사: 조금 기다리시면 오실 거예요. 처치용품 교환을 도와드릴 거예요.

14 응급실

회화 1

가족: 의사선생님, 빨리 오셔서 보세요. 아들이 팔뚝을 다쳐서 계속해서 피를 흘리고 있습니다.

의사: 어떻게 다친 건가요?

가족: 친구가 밀어서 탁자모서리에 부딪쳐 다쳤습니다.

의사: 먼저 지혈을 한 후에 깨끗이 닦아내고, 소독해서, 상처를 봉합해야 합니다. 다행히 뼈는 부러지지 않았지만 피부가 파열되었고, 상처가 깊지 않아서 봉합하면 됩니다.

의사: 당신 아들은 이전에 파상풍 백신을 접종한 적이 있나요?

가족: 2년 전에 접종했습니다.

의사: 그러면 국소마취해서 상처를 봉합하겠습니다. 2차 감염을 예방하기 위해서 항생제를 처방해 드릴게요. 제때에 복용해야 하고, 또한 물과 기타 이물질이 상처 부위에 접촉하지 않게 주의해야 합니다.

가족: 언제 실밥을 풀어요?

의사: 팔뚝 상처 봉합은 일반적으로 2주나 3주 정도 지나서 실밥을 푸는데, 상처가 아문 정도를 보고 결정합니다.

회화 2

환자: 오늘 아침 일어나는데 오른쪽 팔뚝과 오른쪽 다리를 갑자기 움직일 수가 없었어요. 1시간 30분이 지난, 현재는 정상적으로 회복했습니다.

의사: 당신은 오른쪽 몸이 힘이 없고, 현기증이 나고, 눈이 침침하고, 귀 울림이 있고, 쥐가 나는 현상이 있습니까?

환자: 없습니다. (검사 후에)

의사: 다행히 현재 특별한 이상은 없는데, 고혈압 혹은 당뇨병이 있나요?

환자: 있습니다. 그러나 계속해서 조절을 잘하고 있습니다.

의사: 증상과 검사를 보면, 일시적 뇌빈혈 발작을 앓고 있습니다. 이것은 혈관이 막힌 후 24시간 내에 다시 피가 흐르기 시작하면서 완전히 회복되는 것을 말하고, 중풍 전에 나타나는 증상입니다.

환자: 내가 중풍에 걸렸다는 말입니까? 그러면 어떻게 해야 하지요?

의사: 처음으로 발작한 것이라, 먼저 왜 뇌빈혈 발작이 일어났는지 알아봐야 하고, 입원해서 여러 가지 검사와 뇌혈관 영상 검사를 해서, 실제 뇌중풍이 있는지 없는지도 확인해야 합니다.

연습 문제 답안

01

1. 1) 还是　2) 得　3) 了　4) 还有
2. 1) 做过　2) 去看医生　3) 吃海鲜类的食物　4) 要空腹
3. 1) 肺功能检查　2) 刺痛, 不消化　3) 海鲜　4) 胸闷
4. 1) 引起哮喘发作的原因很多。
   2) 吃了不消化的东西就更痛。
   3) 我不懂吃了晚饭半夜就开始喘起来了。
   4) 明天早上八点三十分请空腹来, 到检查室报到。

02

1. 1) 会　2) 能　3) 不能　4) 要
2. 1) 120-70　2) 胸部紧缩感或压榨感　3) 三分钟
   4) 各种原因抽烟, 高血压, 糖尿病, 压力, 过食, 过度激烈运动
3. 1) 发作　2) 陪同　3) 变窄　4) 其中
4. 1) 我最近常感觉到胸部会疼痛。
   2) 您记得第一次发作是什么时候? 发作过几次?
   3) 发病的原因有很多种, 如抽烟, 高血压, 糖尿病等。
   4) 压力, 过食和过度激动也是引起心绞痛的三大主要原因。

03

1. 1) 体重减了十多公斤。　2) 学了三年多的汉语。
   3) 来中国来了十多年了。　4) 工作了五个多月了。
2. 1) 体重减了十多公斤　2) 高一点　3) 眼睛有点突出　4) 是的
3. 1) 一直, 疲倦　2) 引起　3) 突出　4) 只要
4. 1) 你眼睛有点突出, 你知道吗?
   2) 高脂肪量是引起心血管疾病的诱因。
   3) 所以您只要多运动, 少吃肉, 就不会有什么大问题了。
   4) 这跟新陈代谢有关, 先给你做个甲状腺机能亢进检查吧。

04

1. 1) 要　2) 会　3) 不会　4) 可以
2. 1) 膨体　2) 膨体，硅胶，自体软骨组织　3) 不会　4) 各有利弊
3. 1) 拆除　2) 排斥　3) 烦恼　4) 激烈的，以免
4. 1) 我常为我这塌鼻子烦恼，您看怎么办好?
   2) 这两种材料对人体都非常安全，没有排斥反应。
   3) 膨体是新兴的材料，它的价钱比硅胶贵一些。
   4) 隆鼻不会影响鼻腔的功能，如鼻炎，鼻塞，流涕等。

05

1. 1) 比　2) 比，年轻　3) 不比　4) 比，一些
2. 1) 埋线法，切开法和部分切开术　2) 10岁到20岁年龄的人
   3) 多休息，一周内不要看电视，书报，睡觉时枕头要垫高，以免眼睛过分疲劳。
   4) 没有
3. 1) 肿胀，冷敷　2) 疤痕　3) 厚　4) 拆线
4. 1) 双眼皮手术有埋线法，切开法和部分切开术。
   2) 手术后会有点肿胀，用冷敷可以消除。
   3) 因为您眼皮有点儿厚，您比较适合部分切开手术。
   4) 切开法可以去除脂肪和下垂的皮肤，但缺点是会留下疤痕。

06

1. 1) 痘痘长了已经有十几年了。　2) 牙痛了已经有三个星期了。
   3) 以前到医院去治疗了好几次。　4) 我发现毛发比以前多了。
2. 1) 是的　2) 一次　3) 十几年了
   4) 手术后会有一点的灼烧感，但不会很疼
3. 1) 隔八周　2) 旺盛　3) 复发　4) 连续
4. 1) 我的脸上长了很多痘痘，特别是在脸颊两边。
   2) 治疗之前先刮毛，涂凝胶，然后进行激光照射。
   3) 以前到医院去治疗了好几次，但效果不太好。
   4) 你脸上有很多红肿的痘痘，而且毛细孔也粗大。

07

1. 1) 不　2) 得　3) 不　4) 得
2. 1) 不好　2) 要动手术　3) 没有　4) 不合适
3. 1) 越来越弱　2) 角膜厚度　3) 盖　4) 广泛
4. 1) 药物治疗不行吗? 我很怕手术。
   2) 我最近老看不清楚, 好像有东西盖在眼睛上, 请您看一下。
   3) 我们先做个检查如验光, 角膜厚度检查, 眼底检查什么的。
   4) 我的近视太深, 眼镜拿下来, 什么都看不清楚。

08

1. 1) 司机突然踩刹车 被 另一个人给撞伤了。
   2) 水瓶昨天 被 哥哥打破了。
   3) 我的手 被 水烫伤了。
   4) 昨天我的自行车 被 他骑走了。
2. 1) 撞过　2) 断裂过　3) 不可以　4) 不会
3. 1) 扭伤　2) 消毒　3) 固定　4) 开, 复诊
4. 1) 能看到您的右腿骨头断裂。
   2) 要用石膏绷带固定骨折部位。
   3) 肿得这么厉害。先消毒止血。
   4) 司机突然踩刹车被另一个人给撞伤了。

09

1. 1) 别躺 着 看书。　2) 他手拿 着 笔写。
   3) 我每天走 着 去学校。　4) 我晚上骑 着 自行车回家。
2. 1) 是的　2) 大腿内侧老觉得有牵拉感疼痛, 腿部僵硬, 沉重
   3) 8　4) 是的
3. 1) 轻微的　2) 老　3) 一边 … 一边　4) 起源于
4. 1) 我一边看影像, 一边给您说明。这里能看到一个肿瘤。
   2) 站也不舒服, 坐也不舒服, 躺着也疼, 睡不着觉。
   3) 弯腰的时候最疼, 不过抬腿或坐久了也非常疼。
   4) 您也可以用放射线去除肿瘤。

10

1. 1) 出来　2) 住　3) 下　4) 上　5) 到
2. 1) 鼻塞, 头疼, 嗓子疼, 发烧　2) 耳朵下面　3) 有　4) 动过, 鼻窦炎
3. 1) 疤痕　2) 愈合, 痒　3) 塞　4) 麻木
4. 1) 不是两个星期前感冒刚治疗好了吗?
   2) 现在鼻塞, 擤鼻涕也很难擤出来。
   3) 伤口开始愈合时, 切口部位有时会感觉到痒。
   4) 您耳下腺瘤切除的手术很成功。

11

1. 1) 医生 正在 看病人。　2) 医生 正在 拔病人的牙齿。
   3) 病人 正在 病房里休息。　4) 我们 正在 教室里上课。
2. 1) 后面的牙　2) 牙石和牙菌斑　3) 不是　4) 看病人
3. 1) 导致　2) 发酸　3) 护理　4) 堆积
4. 1) 我牙齿很疼, 牙龈好像肿了似的。
   2) 这颗坏得厉害要拔掉。
   3) 根据材料的不同价钱也不同。
   4) 您的牙齿容易在牙缝上堆积食物。

12

1. 1) 如果　2) 不管　3) 几乎　4) 尽量
2. 1) 不要拿重的东西
   2) 内疹检查, 细菌检查, 采集为确认宫颈癌所需的检体, 超声波检查
   3) 是的　4) 不一定, 因人而异
3. 1) 月经　2) 细菌检查　3) 害喜, 避免　4) 显示器
4. 1) 首先做个超声波检查确认怀孕。
   2) 要尽量吃健康食品, 避免过劳和受压力。
   3) 不管是不是停经一般是两年检查一次。
   4) 宫颈癌和细菌检查要一周以后才能知道结果。

13

1. 1) 坐起来做个深呼吸, 使 痰容易咳出来。
   2) 听到他手术成功的消息, 使 大家都很高兴。
   3) 多喝水会 使 身体健康吗?
   4) 手机看太多会 使 眼睛红肿。
2. 1) 不好　2) 会　3) 不可以　4) 有
3. 1) 如果, 有助于　2) 巡诊　3) 看上去　4) 流食
4. 1) 你感觉恶心和胃涨吗?
   2) 整天躺着我觉得全身不舒服。
   3) 有气从肛门排出来吗?
   4) 医生什么时候来巡诊?

14

1. 1) 不了　2) 而且　3) 而　4) 得了
2. 1) 止血　2) 上过　3) 中风　4) 有, 骨头断裂
3. 1) 消毒　2) 破伤风疫苗　3) 堵塞　4) 眼花, 头晕
4. 1) 幸好的是您现在没有特别的异常, 有高血压或糖尿病吗?
   2) 被朋友一推就碰到桌脚受伤的。
   3) 为了预防二次感染, 给他开点抗生素。
   4) 脑中的血管被堵塞而引起的疾病是中风。

부록

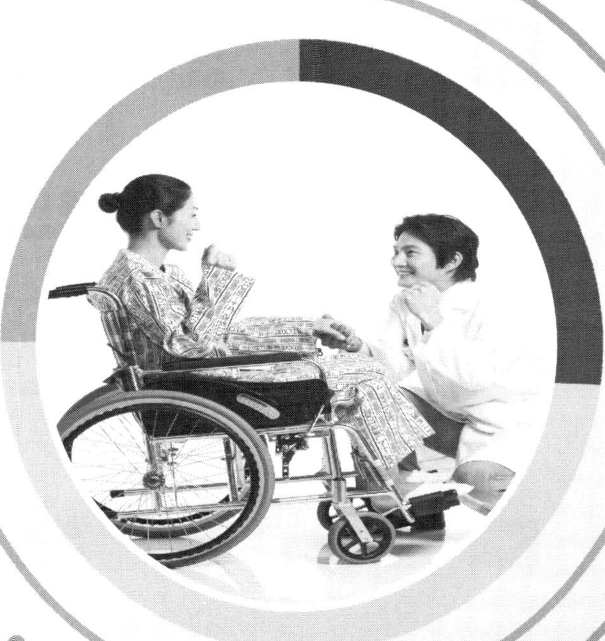

의료관광 관련 정부 및 공공기관 연락처

기관명	연락처	사이트
문화관광체육부	02-3704-9114	http://www.mcst.go.kr
보건복지부	070-7947-3745	http://www.mw.go.kr
한국관광공사	02-729-9600	http://www.visitkorea.or.kr
한국보건산업진흥원	043-713-8000	http://www.khidi.or.kr
한국보건복지인력개발원	043-710-9000	http://www.kohi.or.kr
법무부	02-2650-6399	http://www.immigration.go.kr
한국의료분쟁조정중재원	02-6210-0114	http://www.k-medi.or.kr

의료관광 관련 협회 및 단체 연락처

기관명	연락처	사이트
KIMA	043-703-8250	http://www.koreahealthtour.co.kr
한국의료관광협회	02-511-1804	http://www.koreamedicaltour.org/
한방의료관광협회	02-3446-3316	http://www.omto.or.kr
한국글로벌헬스케어협회	02-3444-3316	http://www.kgha.kr
전국의료관광협회	02-6450-5303	http://www.medicaltour.or.kr

출처: 의료관광공사총람, 2013

지역별 의료관광 관련기관 정보

기관명	담당기관	연락처	홈페이지
서울	서울 의료관광팀 서울의료관광지원센터 (서울관광마케팅 위탁운영)	02-2133-2794 02-2268-1339	http://korseoulmedicaltour.com
	강남구보건소 의료관광팀 강남구 의료관광협의회	02-3451-2447	http://medicaltour.gangnam.go.kr
부산	부산광역시 보건위생과	051-555-2491	http://www.bsmeditour.go.kr
	부산권 의료산업협의회	051-461-4275	http://www.medinabusan.or.kr
대구	대구시 의료산업팀 대구의료관광지원센터 (엑스코 위탁운영) (사)대구의료관광발전협의회	053-803-6442 053-601-5097 053-601-5097	http://www.meditour.go.kr
인천	인천광역시 보건정책과 인천관광공사 관광마케팅팀 인천의료관광재단	032-440-2732 032-220-5056 032-260-3103	http://medicalincheon.go.kr
광주	광주시 건강정책과	062-613-3352	-
	(사)광주권 의료관광협의회	061-379-7269	-
대전	대전시 보건정책과 대전마케팅공사 의료관광팀	042-270-4820-3 042-869-5340-2	http://www.djmediditour.go.kr
경기	경기도 보건정책과 경기관공공사 기획마케팅팀 경기국제의료협회	031-8008-4882 031-259-6947 031-8008-4782	http://www.e-gima.com
강원	강원광역경제권선도산업지원단 (지식경제부 산하단체) (재)강원도 의료관광지원센터	033-248-5686 033-241-7566	http://gw.leading.or.kr http://www.gwmeditour.or.kr http://www.gwmt.or.kr
제주	제주도 보건위생과 제주관광공사 마케팅팀	064-710-2921 064-740-6044	-

출처: 의료관광공사총람, 2013

의료관광 전문인력 교육기관

번호	교육기관	홈페이지	전화번호
		교육과정	배출인원
1	한국보건복지인력개발원	http://www.kohi.or.kr	043-710-9275
		병원국제마케팅전문가 과정	50명
		외국의료인진료코디네이터 과정	20명
		의료통역사 과정	50명
2	한국관광공사	http://www.visitkorea.or.kr	02-7299-600
		의료관광코디네이터 과정	60명
		의료관광마케터 과정	30명
		다문화 의료관광코디네이터 과정	30명
		다문화 의료관광 국제간병사 과정	60명
		의료관광특수외국어아카데미	65명
3	의료관광협회	http://www.koreamedicaltour.org	02 + 511-1804
		의료관광전문가 과정	80명
4	국제통역번역협회	http://www.wea.or.kr	02-563-0555
		의료관광코디네이터 과정	60명
		의료관광전문통합과정	60명
5	경희대학교 사회교육원	http://www.cce.khu.ac.kr	02-961-0870
		글로벌헬스케어 과정	100명
6	경희사이버대학교	http://www.khcu.ac.kr	02-968-2233
		글로벌헬스케어전문가 과정	1,200명
7	남부대학 지역사회 건강증진센터	http://www.nambu.ac.kr	062-970-0001
		의료통역코디네이터 과정	15명
8	동국대학교 사회교육원 (씨드메이트)	http://www.edulife.dongguk.edu	09-2260-3728
		의료관광전문가 과정	50명
9	동신대학교 여대생 커리어개발센터	http://www.dsu.ac.kr	091-330-3821
		의료관광뷰티코디네이터	27명
10	상지대상지웰리스 관광센터	http://www.sangji.ac.kr	033-7300-114
		의료관광교육과정	20명

(계속)

번호	교육기관	홈페이지	전화번호
		교육과정	배출인원
11	성신여자대학교 평생교육원	http://life.sungshin.ac.kr	02-920-7444
		의료관광코디네이터 과정	80명
		의료관광통역전문가 과정	80명
12	숙명여자대학교 평생교육원	http://open.sookmyung.ac.kr	02-710-9139
		의료관광통역전문가 과정	20명
13	아주대학교 평생교육원	http://www.ajou.ac.kr	031-219-2114
		의료관광코디네이터 과정	40명
14	을지대학교 평생교육원	http://cec.eulji.ac.kr	031-740-7283
		의료관광코디네이터 과정	30명
15	이화여자대학교 평생교육원 (미래써어치)	http://sce.ewha.ac.kr	02-3277-3111
		http://www.miraesearch.co.kr	1566-8343
		의료관광코디네이터 과정	60명
		메디컬회화 과정	45명
16	가톨릭대학교 평생교육원	http://songsim.catholic.ac.kr/~cukcedu/	02-2258-7737
		의료관광코디네이터 과정	160명
17	한림대학교 의료관광인재양성센터	http://himtec.hallym.ac.kr	033-248-3261
		의료관광코디네이터 과정	40명
		의료관광마케터 과정	40명
		의료관광홍보전문가 과정	40명
		의료관광통번역사 과정	40명
18	한양대학교 사회교육원	http://cce.hanyang.ac.kr	02-2220-1522
		의료마케팅 과정	40명
19	가이던스 아카데미	http://www.hsguidance.com	02-558-3740
		의료관광코디네이터 과정	20명
		외국인 안내병원 코디네이터	20명
20	경희간호전문학원	http://www.khnurse.net	042-825-1614
		의료관광코디네이터 과정	60명

(계속)

번호	교육기관	홈페이지 / 교육과정	전화번호 / 배출인원
21	고려직업능력개발원	http://www.busanhrd.co.kr	051-818-5002
		의료관광코디네이터 과정	20명
22	길인력개발원	http://www.giledu.net/	02-732-7600
		의료관광전문 코디네이터 과정	90명
		의료관광전문통합과정	90명
		의료관광전문 마케터사 과정	90명
		의료관광전문 통역사 과정	120명
23	너스케입 평생교육센터	http://www.edu.nurscape.net	02-566-2966
		의료관광코디네이터 과정	20명
24	넥스터아카데미	http://www.nexper.com/academy/	02-511-5537
		글로벌 헬스케어전문가(operator)	60명
		글로벌 헬스케어전문가(coordinator)	60명
25	대한병원경영센터학원	http://www.dmc21.net/	051-817-6911
		의료관광코디네이터 과정	30명
26	리드교육연구원	http://www.leadcg.co.kr/	02-549-0909
		의료관광코디네이터 과정	20명
27	마코스 아카데미	http://www.waismacos.com/	02-3452-7070
		의료관광코디네이터 과정	10명
28	미래교육개발원	http://www.mirae91.com	02-6304-2000
		의료관광코디네이터 과정	20명
29	에듀스카이	http://www.eduskydg.com	053-217-2600
		의료관광통역코디네이터 입문과정	120명
		의료관광통역코디네이터 실전과정	120명
30	이지스쿨	http://www.egschool.net/	051-639-7711
		의료관광코디네이터 과정	240명
31	제일외국어통역학원	http://www.jeil4u.com	063-757-1105
		의료관광코디네이터 과정	60명

(계속)

번호	교육기관	홈페이지 / 교육과정	전화번호 / 배출인원
		교육과정	배출인원
32	코세아 서비스교육원	http://www.coseabsop.com/	051-667-7828
		의료관광코디네이터 과정	10명
33	타임스미디어	http://www.timesmedia.co.kr/	02-565-9981
		의료관광코디네이터 과정	20명
34	한국인재교육개발원	http://www.khedi.or.kr/	02-599-0814
		의료관광코디네이터 과정	20명
35	한국의료관광전문가교육원	http://www.meditour.or.kr/	02-6273-8594
		의료관광전문가양성통합 과정	70명
36	한국전자의료산업재단	http://www.ukme.org/	02-572-0027
		병원국제마케팅 과정	30명
37	한국종합교육학원	http://www.ceo.ac/	1644-6233
		의료관광코디네이터 과정	120명
38	화순전남대병원 (한국의료컨설팅)	http://www.cnuhh.com/	061-379-7114
		의료관광코디네이터 과정	45명
39	한림대학교 의료곤·광인재양성센터	http://www.khckorea.com/	02-565-8566
		통역의료서비스 코디네이터 과정	20명
		의료관광전문가통합 과정	20명
		의료관광마케팅 전문가 과정	10명
		의료관광코디네이터 과정	20명
		의료관광전문가 과정	10명
40	강남구 여성능력개발센터	http://www.herstory.or.kr/	02-544-8440
		메티컬통역코디네이터 과정	25명
41	김해 여성인력개칼센터	http://www.withwoman.co.kr/	055-331-4335
		의료관광코디네이터 과정	24명
42	단양군 평생학습센터	http://ok.dy21.net/	043-421-7909
		의료관광코디네이터 과정	40명
43	동작 여성인력개발센터	http://dongjak.seoulwomen.or.kr/	02-525-1121
		의료관광코디네이터 과정	24명

(계속)

번호	교육기관	홈페이지 / 교육과정	전화번호 / 배출인원
44	대구시 대한병원경영센터	http://www.dmc21.net	051-817-6911
		의료관광코디네이터 과정	100명
45	대구서비스교육센터	http://www.cssir.co.kr/	053-9595-114
		의료관광코디네이터 과정	50명
46	부산의료관광정보센터	http://www.bmtic.kr/	051-510-4961-2
		의료관광코디네이터 과정	60명
47	안산 여성인력개발센터	http://www.ansanwomen.or.kr/	031-439-2060
		이주민 의료관광코디 + 통번역 + 컴퓨터	25명
48	제주특별자치도	http://www.jeju.go.kr/	064-710-2114
		의료관광통역전문인력양성 과정	50명
계	48개 교육기관	70개 과정	4,755명

※ 교육생 정원이 없는 경우 20%/회로 추정함

※ 교육운영횟수가 정해지지 않은 교육과정은 1회/연으로 간주함

Source: 인터넷 조회 후 교육기관에 전화 문의하여 자료수집(한국보건복지인력개발원, 2010. 10)

출처: 의료관광공사총람, 2012

저자약력

이하정李河貞

경기대학교 관광학 박사

前 한국관광공사 관광통역원

現 동남보건대학교 관광중국어과 교수

대한관광경영학회 감사

중국어관광통역안내원 면접위원

한국관광산업포럼 이사

著書 관광과 예절, 백산출판사, 2002

관광기초중국어, 백산출판사, 2004

관광서비스중국어, 백산출판사, 2010

의료관광 기초 중국어, 백산출판사, 2014

홍은희洪恩姬

中國 復旦大學校 중국문학 박사

前 고려대, 덕성여대, 원광대, 동남보건대 외 다수 강사

現 동남보건대학교 관광중국어과 교수

著書 의료관광 기초 중국어, 백산출판사, 2014

장숙분張淑芬

한국외국어대학교 교육대학원 중국어교육전공 석사

前 경희대, 서강대, Dwight International School 등 다수 강사

現 동남보건대학교, 백석예술대학교, 명지전문대학 외래교수

著書 주니어중국어 첫걸음, 국제어학연구소, 2006

독학 중국어회화 첫걸음, 국제어학연구소, 2007

의료관광 기초 중국어, 백산출판사, 2014

의료관광 실무 중국어회화

2015년 9월 10일 초판 1쇄 인쇄
2015년 9월 15일 초판 1쇄 발행

지은이 이하정 · 홍은희 · 장숙분
펴낸이 진욱상 · 진성원
펴낸곳 백산출판사
교 정 성인숙
본문디자인 오양현
표지디자인 오정은

저자와의 합의하에 인지첩부 생략

등 록 1974년 1월 9일 제1-72호
주 소 경기도 파주시 회동길 370(백산빌딩 3층)
전 화 02-914-1621(代)
팩 스 031-955-9911
이메일 editbsp@naver.com
홈페이지 www.ibaeksan.kr

ISBN 979-11-5763-103-2
값 13,000원